MATANDO

A LOS

DRAGONES

DE LA
ANSIEDAD
A LA PAZ
QUE
SOBREPASA
TODO
ENTENDIMIENTO

JA PÉREZ

MATANDO A LOS DRAGONES:
De la ansiedad a la paz que sobrepasa todo entendimiento

Tisbita Publishing House

Puede encontrarnos en la red en: www.tisbita.com
Reportar errores de imprenta a errata@tisbita.com
Contactar al autor en: www.japerez.com

TISBITA
HOUSE

ISBN: 978-1947193246

Printed in the U.S.A.

AGRADECIMIENTOS

A mi Dios, por todo. A mi esposa e hijos, quienes pacientemente me prestan de su tiempo para escribir. A mi equipo por su ardua labor en todo trabajo literario. A mi madre por su ayuda en las correcciones al manuscrito. A nuestros dos hermosos gatos que fielmente me acompañan mientras escribo.

DEDICACIÓN

Este humilde volumen es dedicado a ti que luchas con la ansiedad.

Es mi oración que estas páginas puedan revelarte como la ansiedad pudiera ser el instrumento más poderoso que Dios use para traerte a una vida de continua paz —la paz que sobrepasa todo entendimiento.

CONTENIDO

PARTE 4 DISCIPLINAS Y RITUALES

NOTA IMPORTANTE

Al escribir sobre la ansiedad en este libro, lo hago de acuerdo a mi experiencia de vida, entendimiento teológico y relación con Dios.

No estoy estableciendo definiciones médicas o científicas.

Los consejos espirituales no están dirigidos a reemplazar de ninguna forma la atención profesional de psicólogos, psiquiatras y expertos en la materia —especialmente en depresión y ansiedad diagnosticados clínicamente.

Por eso siempre digo a mis lectores y audiencia que busquen ayuda profesional en todo lo que sea posible.

Aún así, en esta jornada, confío que muchos se identifiquen conmigo y pudieran en estos textos encontrar ayuda, pero no pretendo usurpar el lugar que sólo médicos y científicos pueden ocupar.

INTRODUCCIÓN

La ansiedad es uno de los mejores regalos que he recibido en mi vida. Ha sido el instrumento que Dios ha usado para llevarme a descubrir la paz que sobrepasa todo entendimiento.

Mis batallas con la ansiedad me han empujado a buscar a Dios, y en medio de estas, he experimentado las mayores alegrías y la mayor cercanía a mi Padre celestial.

Depender de Él no es opcional para mí. Lo necesito, aún para las cosas más básicas —cosas que la mayoría de las personas pueden lograr por sí mismas, y que para mí son desafíos.

Cosas como subir a un avión o registrarme en un hotel en una ciudad donde no conozco a nadie. Cosas como salir a comer con amigos en una ciudad lejos de casa con los recuerdos de las muchas veces que tuve infecciones estomacales o bacterias en países como Haití, Brasil o Ecuador y tuve que ingresar a un hospital.

Sí. A veces en situaciones como esas, he tenido manos frías y sudorosas, sentimientos de pánico, miedo e inquietud, dolor en el pecho y palpitaciones del corazón, todo al mismo tiempo y en medio de todo esto, he aprendido a acercarme a Dios, depender de Él y buscar consuelo en Su palabra.

He aprendido a observar cómo todas las luchas son temporales mientras Dios y Su palabra son eternos; y eso me ha ayudado a tener una perspectiva eterna de las cosas.

Ya no oro para que Dios me quite la ansiedad. He aprendido a agradecerle por ello, porque la alegría que proviene de la continua dependencia de Dios es incomparable con todo lo que esta tierra tiene para ofrecer.

En medio de todo esto, con todas mis debilidades, luchas e imperfecciones, he visto las bendiciones de Dios derramarse sobre nuestra familia y ministerio en varios niveles. He visto cómo el mensaje de Cristo —por medio de los libros, festivales o misiones humanitarias— sigue extendiéndose a nuevas familias y ciudades con grandes necesidades en nuestra amada América Latina.

Siempre me sorprende cómo Dios puede usar personas imperfectas. Estos son sus tesoros en vasos de barro, para que la excelencia sea de Él y no de hombre.

Estimado lector. Creo que no soy la única persona que se ha enfrentado a la ansiedad y también creo que mi viaje pudiera ser de aliento para muchos.

Hay esperanza. Puedes acercarte a tu Dios. Él puede hacer que tu camino sea alegre y fructífero.

Es mi oración que este libro revele a tu vida como la ansiedad pudiera ser el instrumento más poderoso que Dios use para traerte a una vida de continua paz —la paz que sobrepasa todo entendimiento.

PARTE 1

MI SECRETO

MI BATALLA DE TODA LA VIDA CON LA
ANSIEDAD Y POR QUÉ ES UNO DE LOS MEJORES
REGALOS QUE HE RECIBIDO

1

AL PRINCIPIO

En el momento en que escribo esto, estoy a pocos meses de cumplir 59 años de edad. La ansiedad para mí ha sido una lucha de toda la vida.

Recuerdo cuando tenía 5 años lo difícil que era para mí ir al indergarten. Todas las mañanas, cuando mis padres me despertaban para prepararme para la escuela, comenzaba a sudar, iba al baño y vomitaba, a pesar de que no había comido nada. Recuerdo el miedo y los sentimientos de desesperación. Tenía miedo ir a la escuela. Una vez en la escuela, lloraba, hasta que mi tío Paco venía a recogerme.

Un día, después de estar dos meses en la escuela, salté la cerca de la escuela y me fui a casa. Todos fueron a buscarme. Mi abuelo, mi tío, el maestro, los vecinos.

Un par de horas después, me encontraron. No recuerdo los detalles específicos, pero recuerdo que había decidido que no volvería a la escuela.

Y no pudieron obligarme. Mi relación con el kindergarten había terminado.

Algunos miembros de la familia dirían que solo

era un niño mimado. Que todo lo que necesitaba era un par de nalgadas y que me llevaran a la escuela y me obligaran a permanecer allí como todos los demás niños, pero mis padres sabían que mi lucha era más allá que la de un niño que extrañaba a sus padres mientras estaba en la escuela.

Sí. Al comenzar el año, mis padres me llevaron y me dejaron allí, y mi lucha fue diaria durante dos meses, lo que sugirió que algo andaba mal. Mis padres hicieron lo mejor que pudieron, sin saber cuál era el problema. Pero después del día que salté la cerca de la escuela y me escapé, ellos entendieron que algo andaba mal y no me obligaron a permanecer en la escuela ese año.

Luego, cuando cumplí 6 años, mis padres me llevaron de regreso y comencé el 1er grado. En el 1er grado tuve una buena maestra. Se llamaba Miguelina y era muy dulce. En primer grado hice buenos amigos que han permanecido mis mejores amistades durante toda mi vida. Amistades sólidas que aún permanecen después de 5 décadas.

La escuela en nuestra pequeña aldea tenía un ambiente saludable. Todas las familias se conocían. Eso, y la paciencia y el amor de la maestra hicieron posible que me quedara en la escuela, sin embargo, todavía tenía los mismos síntomas y atravesaba las mismas dificultades todas las mañanas.

Crecí y durante muchos años no supe qué era. No tenía nombre para eso, pero las emociones eran muy reales.

Hoy (y para gloria de Dios) puedo decir que me

siento una persona realizada. He sido bendecido con una buena esposa. Hemos estado casados por 30 años (al escribir este libro) y tenemos 3 hermosos hijos. Nuestros dos hijos varones son graduados universitarios y nuestra hija está en este momento en la universidad. Todos aman al Señor y son muy activos con mi esposa y yo en el ministerio.

Este año (2020) celebro 39 años en el ministerio, la mayoría en misiones. Dios nos ha bendecido tremendamente. Hemos viajado por el continente durante años celebrando cruzadas, festivales en estadios y sirviendo a los más pobres en países del tercer mundo con misiones humanitarias. También recibo invitaciones periódicamente para hablar en conferencias de líderes ministeriales y empresariales y paso gran parte de mi tiempo haciendo lo que más me gusta: «escribir libros».

Dios nos ha rodeado de buenas amistades, que nos aman, algunos de ellos mis héroes en la fe y nos ha permitido desarrollar relaciones ministeriales con hombres y mujeres en posiciones de autoridad en toda nuestra América.

En pocas palabras, puedo decir que he vivido una vida bastante normal, llena de logros y muchas recompensas en lo que corresponde a esta tierra. No me puedo quejar.

Aún así, a menudo lucho con los mismos sentimientos que tenía cuando era niño, aunque ha sido en los últimos años que he llegado a comprender lo que realmente es por su nombre... y no es un nombre bonito. Su nombre es Ansiedad.

2

¿POR QUÉ AHORA?

¿Por qué he esperado tanto tiempo para
hablar públicamente sobre esto y por qué he
decidido hacerlo ahora?

Soy un hombre de fe. He servido a Dios desde que tenía 19 años de edad. Dios ha confiado en mí un ministerio y he estado hablando a miles cada año. En eventos masivos y en entornos íntimos, he podido (por la gracia de Dios), guiar a miles a una relación personal con Jesucristo.

¡Pero espera   —tu podrías decir—   hay una contradicción!

¿Cómo puedes decir que eres un hombre de fe y al mismo tiempo luchar con la ansiedad? ¿No es fe lo opuesto al miedo?

¿No dice la Biblia: «No estéis ansiosos por nada»?

¿Estás seguro de que eres cristiano?

Sí, sí y sí.

¡Tienes razón!

Es una contradicción. Y sí, soy un hombre de fe. Y sí, soy cristiano. Y es exactamente eso, lo que me mantuvo en silencio durante años.

He orado y le he pedido a Dios durante años que me quite la lucha con la ansiedad. He confiado en Él, sabiendo que nada es imposible para Él.

Sin embargo, de la misma manera que hemos visto cómo Dios ha bendecido a muchos como resultado de nuestra obediencia de ir a todas las naciones y predicar el Evangelio ... ha sido esa oración precisamente la que nunca ha sido contestada —o quizá, la que ha sido contestada pero no de la manera que yo esperaba.

De hecho, a veces ha empeorado.

Podrías decir: «Tal vez no tienes suficiente fe», y es posible que tengas razón.

Aún así, en este «mi viaje», he llegado a descubrir una gran bendición que ha llegado a mi vida por el camino de la ansiedad, y que quiero compartir con ustedes más adelante en este libro.

Esa bendición es quizá la razón principal por la que hago pública mi lucha de vida con la ansiedad, ya que sé que va a bendecir a muchos que han estado en mi posición, pero primero, permítanme compartir con ustedes por qué guardé silencio por tantos años.

3

RELIGIÓN

En los círculos confesionales de donde vengo, se supone que un seguidor de Jesús no muestra signos de debilidad, y mucho menos un «ministro del Evangelio».

He escuchado a muchos predicadores decir desde el púlpito que la depresión es un pecado y que sólo «los no cristianos pueden tener batallas con la depresión».

Si usted es un «verdadero cristiano» (según ellos) y tiene su confianza y fe en Dios, entonces no hay lugar para la depresión (o ansiedad). Si estás deprimido (dicen), es porque «no tienes suficiente fe», por lo que toda tu relación con Dios se pone en tela de juicio.

Es por miedo a ser juzgado, que durante años no me atreví a hablar con nadie sobre mis miedos, mis luchas, mi tristeza.

Después de todo, soy un hombre de fe. ¿Por qué aceptaría esos sentimientos? Debería rechazarlos, bloquearlos, reprenderlos. ¿Cierto?

Quizá la otra razón para guardar silencio tantos años fue «el miedo al rechazo».

La religión y las personas religiosas pueden ser realmente crueles y críticas.

Un evangelista itinerante que muestra signos de duda o incertidumbre podría significar directamente «puertas cerradas».

Si invitas a un predicador a venir a predicar una campaña de avivamiento en tu iglesia, seguro que querrás un hombre de fe. Uno que ora por los enfermos y reciben sanidad. Un hombre de fe y poder, que nunca duda de nada y puede ser un buen ejemplo de fortaleza espiritual para que otros lo sigan. ¿Cierto?

Hay muchas razones lógicas en cuanto a por qué un predicador que lucha con ansiedad debería mejor guardarlo para sí mismo en secreto.

Además de eso, agregue el estigma que nuestra sociedad tiene sobre las enfermedades mentales.

Incluso en círculos no cristianos, salir y decir que luchas con ansiedad o depresión puede cambiar la percepción que otros tienen de ti y eso puede ser malo para los negocios —una de las razones por las cuales las personas en nuestra sociedad prefieren callar y no mostrar sus luchas.

Usamos máscaras, proyectamos algo que no somos.

Esto es triste, porque el silencio nos encierra en prisiones.

Es triste para la sociedad en general y también es triste cuando aquellos que servimos al Señor tenemos que escondernos detrás de una fachada de fortaleza y perfección.

Con razón, muchos ven a los ministros de sus iglesias como a superhumanos. Gente que no tiene debilidad. Así los subimos en pedestales y les obligamos a vivir a la altura de una regla que nadie puede sostener. Tarde o temprano, ese ministro tendrá que enfrentar la realidad de su imperfección. Es ahí cuando llega el desgaste, y muchos renuncian al ministerio, prefiriendo vivir libres de ese yugo.

Como Naamán el sirio, cuando alguien ve a ese general, verá la armadura, que brilla, que es impresionante. Así es cuando vemos a ese ministro sobre el púlpito, sus dones brillan, vemos la fortaleza de su carisma. Pero en secreto, Naamán esconde algo debajo de esa brillante armadura. Una imperfección, una debilidad, una enfermedad... en el caso de Naamán, lepra.

En el caso de Naamán, una persona pudo darse cuenta de su lucha secreta. Una sirviente. La sirviente de la esposa de Naamán.

Esta mujer, en lugar de ir y criticar, juzgar y dañar a alguien que ya está herido —como harían muchos de los cristianos en la Iglesia de hoy— fue y buscó una solución llamada «sanidad».

Lo dirigió al profeta que estaba en Samaria —Eliseo. En otras palabras le buscó ayuda.

Creo que el comienzo de nuestra sanidad es cuando salimos del silencio y vamos con alguien a buscar ayuda.

Dice el texto:

> *Y de Siria habían salido bandas armadas, y habían llevado cautiva de la tierra de Israel a una muchacha, la cual servía a la mujer de Naamán. Esta dijo a*

> *su señora: Si rogase mi señor al profeta*
> *que está en Samaria, él lo sanaría de su*
> *lepra. 2 Reyes 5:2,3*

Debido a la presión del juicio, la crítica y desprecio que exhiben los muchos religiosos en el sistema eclesiástico legalista de hoy, muchos sufren en silencio —sin buscar ayuda.

He roto mis lazos con la religión organizada, y debido a esto hoy disfruto del gozo y libertad en Cristo que la religión no me permitía tener. Le insto a leer mi libro: *Jesús Sin Religión*, el cual estoy seguro le ayudará a recibir esta libertad de la que hablo.

En el próximo capítulo le compartiré cómo es que pude salir de mi secreto y es mi oración que estas letras le inspiren a hacer lo mismo mientras juntos marchamos camino a la libertad.

4

Proclamadlo desde las azoteas

*Lo que ahora les digo en la oscuridad,
grítenlo por todas partes cuando llegue
el amanecer. Lo que les susurro al oído,
grítenlo desde las azoteas, para que
todos lo escuchen. Mateo 10:27 NTV*

¿Por qué, con todas esas probabilidades en mi contra, he decidido hablar sobre mi batalla de toda la vida con la ansiedad?

Estas son las razones por las que hoy te estoy abriendo mi corazón para decirte lo que ha sido un secreto de mucho tiempo pero que ahora ya no existe.

1- Ya no me importa la religión, las denominaciones o lo que otros puedan pensar o decir.

Una persona sabia dijo una vez: «la mayor libertad es no tener nada que demostrar[1]».

Entonces él les dijo: «A ustedes les encanta aparecer como personas rectas en público, pero Dios conoce el corazón. Lo que este mundo honra es detestable a los ojos de Dios». *Lucas 16:15*

Recuerdo cuando el ministerio era una carga pesada. Durante años trabajé duro pensando que tenía que defender y proteger el ministerio que Dios me había dado. Estaba ocupado trabajando en el ministerio todo el tiempo hasta el punto de no tener una vida fuera del mismo. Las actividades fuera del ministerio eran inexistentes. Me perdía de disfrutar muchas de las cosas que Dios tenía para mí vida.

Eso continuó hasta que lentamente comencé a comprender que necesitaba ser liberado de la carga del ministerio para poder servir a Dios libremente.

Hoy, el ministerio ya no es una carga. Mi relación con Dios es más importante que el ministerio.

No tengo que hacer nada para mantener las puertas abiertas. Ese trabajo le pertenece a Dios.

Un pastor amigo mío vino a mí hace unos años y me expresó que quería unirse a nuestro equipo de misiones. En nuestra primera reunión, comenzó a compartir cómo se sentía agotado después de más de 25 años en el ministerio.

Todavía puedo recordar haber visto sus expresiones faciales cuando le dije que para continuar sirviendo a Dios, necesitaba liberarse de la carga del ministerio.

Después de un largo proceso, pudo salir de esa carga y hoy está feliz de servir a Dios en las misiones en América Latina.

Sí, amigos.

Estoy libre de las cargas del ministerio. No necesito

cumplir con las exigencias de tener una buena imagen.

Es por eso que soy libre, para hablar sobre mis luchas.

Ahora, puede cambiar su opinión sobre mí, pero realmente no importa.

Puede dejar de admirarme como un hombre de Dios, pero realmente no importa.

Lo que importa es lo que Dios piensa, y creo que ÉL es quien me da la libertad de hablar.

2- La ansiedad ha sido el instrumento que Dios ha usado para traerme a una vida de paz y contentamiento... y creo que también lo hará con usted.

Mis batallas con la ansiedad me han empujado a buscar a Dios, y en medio de las batallas, he experimentado las mayores alegrías y la mayor cercanía a mi Padre celestial. Depender de Él no es opcional para mí. Lo necesito, aún para las cosas más básicas.

Cosas que la mayoría de las personas pueden lograr por sí mismas, y para mí son desafíos.

Cosas como subir a un avión o registrarme en un hotel en una ciudad donde no conozco a nadie. Cosas como salir a comer con amigos en una ciudad lejos de casa con los recuerdos de las muchas veces que tuve infecciones estomacales o bacterias en países como Haití, Brasil o Ecuador y tuve que ingresar a un hospital.

Sí. A veces en situaciones como esas, he tenido manos frías y sudorosas, sentimientos de pánico, miedo e inquietud, dolor en el pecho y palpitaciones del corazón, todo al mismo tiempo y en medio de todo esto, he aprendido a acercarme a Dios, depender de Él y buscar consuelo en Su palabra.

He aprendido a observar cómo todas las luchas son temporales mientras Dios y Su palabra son eternos; y eso me ha ayudado a tener una perspectiva eterna de las cosas.

Ya no oro para que Dios me quite la ansiedad. He aprendido a agradecerle por ello, porque la alegría que proviene de la continua dependencia de Dios es incomparable con todo lo que esta tierra tiene para ofrecer.

En medio de todo esto, con todas mis debilidades, luchas e imperfecciones, he visto las bendiciones de Dios derramarse sobre nuestra familia y ministerio en varios niveles. He visto cómo el mensaje de Cristo sigue extendiéndose a nuevas ciudades y cómo Dios usa el equipo para llegar a muchas familias con grandes necesidades en nuestra amada América Latina. He visto cómo Dios usa nuestros libros para edificar y equipar a miles para la obra de evangelismo en todas estas naciones.

Siempre me sorprende cómo Dios puede usar personas imperfectas para su gloria y honor.

Amigo. Creo que no soy la única persona que se enfrenta a la ansiedad y también creo que mi viaje puede ser una bendición para muchos.

Tal vez, estás atravesando luchas y batallas similares.

Esa es la razón por la que no guardaré más silencio.

Hay esperanza. Puedes acercarte a tu Dios. Él puede hacer que tu camino sea alegre y fructífero.

Si puede identificarse conmigo en estas cosas, continúe leyendo.

Caminemos juntos este viaje.

5

AVIONES, HOTELES Y CAMINOS OSCUROS

Tuvimos un Noviembre maravilloso.

Celebramos cumpleaños para mis dos hijos mayores, Sam y Jesse, también mi cumpleaños (en ese momento cumplía 55 años de edad) y una bendita cena de acción de gracias.

Mi esposa ha perfeccionado el arte de hacer el pavo a la perfección. En Noviembre, no viajé mucho. Solo hice un par de conferencias en California, una en San Diego y otra en Fresno y pude pasar tiempo en la oficina en San Diego, principalmente escribiendo y descansando.

Ha sido un año ocupado.

Este año viajé constantemente. Estuvimos en Washington DC dos veces, tuve conferencias en varias ciudades de América del Norte y varios viajes a América Latina, especialmente a Costa Rica, a donde ya hemos ido varias veces para completar un proyecto a nivel ciudad en la hermosa Puntarenas y ahora, después de un bendecido Noviembre, volvemos a Costa Rica, esta vez para celebrar el festival de toda la ciudad y la conclusión del proyecto de un año.

Es emocionante volver. El equipo ha trabajado muy duro, trayendo eventos humanitarios y capacitando a líderes de varias ciudades alrededor de Puntarenas, y ahora, en el festival, celebramos juntos mientras llevamos un mensaje de esperanza a todos los que asistirán al evento final.

Sí, es emocionante.

Amamos servir a Dios y servir a las personas. Es una bendición ver a las familias transformadas en un proyecto largo como este. Al mismo tiempo, tenemos mucha responsabilidad sobre nuestros hombros. Muchas cosas podrían salir mal en un proyecto de esta magnitud. Confiamos en Dios que lo tiene todo bajo control, sin embargo, los niveles de estrés pueden aumentar fácilmente si no tenemos cuidado.

Además, la ansiedad no desperdicia la oportunidad de mostrar su cabeza. En el pasado hubiera dicho «es una cabeza fea», pero ya no digo eso. He aprendido a ver la bendición que conlleva, y ¿por qué rechazar algo que al final sirve como un conducto para la alegría y la paz de Dios que sobrepasa todo entendimiento?

Sería bueno si pudiera tener lo uno sin lo otro.

Quiero decir, tener alegría sin pasar por los momentos difíciles que trae la ansiedad. También he aprendido que esos momentos son sólo eso, «momentos». La ansiedad siempre es temporal. Siempre pasa. En realidad, todo en este lado del cielo es temporal. Todas las pruebas son temporales, así como todas las victorias. Hablaré de esto más adelante, ya que detrás de ese hecho, se esconde una hermosa verdad, lo suficientemente poderosa como para liberarte del miedo a la ansiedad y sus daños colaterales —incluso a los ataques de pánico.

4 días antes de viajar

A medida que comenzamos a prepararnos para un viaje largo, por supuesto, los miedos intentan entrar en acción. Si permito que mi mente salga del presente (vea más en el capítulo titulado El poder del ahora), mis pensamientos podrían tomar control y dictar cómo debería sentirme y actuar el resto del día.

Recuerdos de malas experiencias de viajes anteriores en Latinoamérica, enfermarme en un avión o en el hotel. Sintiendo la tristeza del camino oscuro, de noche en lugares donde no conozco a nadie, expuesto a muchos peligros.

¿Pero por qué mi mente traería esos pensamientos?

Son basados en la historia. Malas experiencias en el pasado.

La angustia y el dolor que sentí cuando me enfermé con una bacteria de algo que comí mientras estaba en Belém do Pará, en Brasil. El viaje de cuatro horas a Brasilia, vomitando, sudando, con fiebre alta, desmayándome mientras hacía la línea en el aeropuerto y el vuelo de nueve horas desde Brasilia a Atlanta, Georgia, donde el piloto tuvo que llamar a un médico en el avión para ayudarme debido a mi deshidratación, fiebre alta y constantes vómitos.

Podría abundar en los recuerdos de aquel o de muchos otros viajes donde las cosas salieron mal, hasta el punto de revivir el miedo y todo lo que vino con él o puedo decidir permanecer en el presente.

Todavía estoy en San Diego. No estoy enfermo.

Está comprobado que el 85% de las cosas que nos preocupan nunca sucederán, y del 15% que suceden, podemos manejar el 79% mejor de lo esperado, o la dificultad nos enseñó una lección que vale la pena aprender. Esto significa que el 97% de lo que nos preocupa no es mucho más que una mente temerosa que te castiga con exageraciones y percepciones erróneas[2].

Entonces, ¿por qué preocuparse por algo que nunca podría suceder?

Hace quinientos años, Michel de Montaigne[3] dijo: «Mi vida ha estado llena de terribles desgracias; la mayoría de las cuales nunca sucedieron».

Aún así, racionalizar las cosas puede parecer fácil, e incluso puede ser fácil para muchas personas, pero cuando hablamos de ansiedad, no estamos en el terreno de la razón o el sentido común.

Hay algo más.

Mientras te traigo a mi viaje, compartiré contigo los principios que me han ayudado a superar los efectos negativos de la ansiedad y cómo no quedar paralizado por ella.

No necesariamente haciendo desaparecer la ansiedad, pero —como en mi caso— encontrando alegría en medio de ella y creciendo en tu caminar con Dios, constantemente descansando en su gracia.

Mi jornada en fotos

A pesar de mi batalla de toda una vida con la ansiedad, he visto las bendiciones de Dios derramarse sobre nuestra familia y ministerio en varios niveles. He visto cómo el mensaje de Cristo —por medio de los libros, festivales o misiones humanitarias— se ha extendido a todo un continente.

Esa bendición es quizá la razón principal por la que hago pública mi lucha, ya que sé que va a bendecir a muchos que han estado en mi posición.

Antes de continuar con los próximos capítulos de este libro, —donde comenzaremos a identificar la fuente de ansiedad en su vida y juntos matar uno por uno a todos los dragones que le han causado tanta angustia— quisiera compartir algo de mi jornada en fotos.

De ninguna manera intento jactarme por haber logrado algo —es Dios en Su misericordia quien ha hecho todo— sin embargo, es mi oración que esta jornada mía, le anime, inspire y llene de esperanza, sabiendo que de la misma manera que Dios ha estado conmigo, estará también con usted.

Mi batalla con la ansiedad comenzó muy temprano en mi vida.

De niño tenía miedo ir a la escuela. Un día, después de estar dos meses en la escuela, salté la cerca y me fui a casa.

Había decidido que no volvería.

Y no pudieron obligarme. Mi relación con el kindergarten había terminado.

Siempre, en los años que siguieron, tuve luchas con la ansiedad, aunque el Señor me ayudó y tuve grados altos en cada materia.

Comencé a servir a Dios a los 19 años de edad. Tocaba la guitarra y predicaba en reuniones juveniles. Pronto comencé a viajar como evangelista itinerante, mientras recibía estudios teológicos y me preparaba para las misiones.

En la década de los 80 comencé a producir programas radiales alcanzando a más de 70 naciones. Cuando mi esposa y yo nos casamos, dimos comienzo a una década de campañas bajo carpa y al aire libre.

En esa década de misiones Dios nos bendijo con dos hijos varones. La multitudes seguían creciendo y las campañas eran más en estadios y plazas de toros.

La década que siguió ya de regreso en Estados Unidos plantamos y pastoreamos una iglesia, comencé a escribir libros y Dios nos bendijo con una hermosa hija. Tiempo después, invitaciones comenzaron a llegar de varios países de Latinoamérica y esto nos llevó a una nueva etapa de conferencias para líderes y empresarios mientras la presencia del ministerio crecía en los medios de comunicación.

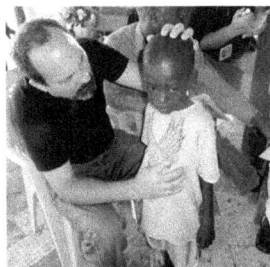

Misiones humanitarias ha sido una de las labores principales de nuestra organización en esta última década. Es un privilegio para mi, viajar con un equipo de gente que ama ayudar a aquellos en extrema necesidad en países del tercer mundo.

Los festivales y eventos masivos han sido una poderosa plataforma para comunicar esperanza en nuestra América Latina.

Por años, el Señor nos ha permitido ver miles de vidas transformadas con el poder del evangelio. La ansiedad ha sido el instrumento que Dios ha usado para acercarme a Él y depender de Su gracia en todo, aún en las cosas más sencillas.

Cada día me son más reales las palabras que Él le comunicó al apóstol Pablo cuando le dijo: «Bástate mi gracia; porque mi poder se perfecciona en la debilidad».

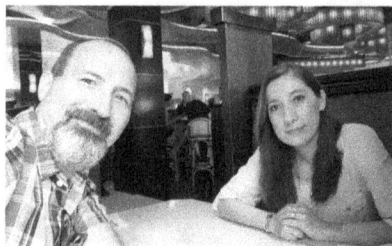

En el momento que se está publicando este libro, mi esposa y yo estamos cumpliendo 30 años de matrimonio. Hemos criado tres hijos y Dios ha sido bueno con nosotros. Estamos agradecidos con Él.

Mi hijo mayor sabe hacer el lechón asado como si hubiera nacido en Cuba y mi hija cabalga desde que tenía 2 años de edad. Montar a caballo es su mejor pasatiempo y es algo que ella y yo hacemos juntos desde que estaba pequeña. Debajo, celebramos momentos, graduaciones y el cumpleaños 80 de su abuela —mi mamá.

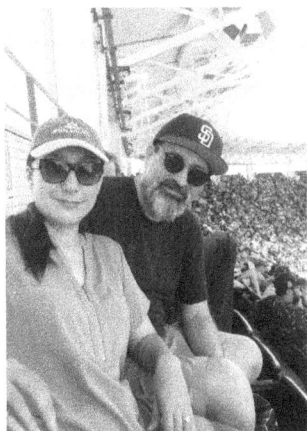

Disfruto el tiempo que dedico a estar con mi familia y además de eso, he aprendido a vivir en un ritmo de paz y contentamiento. Disfruto cada momento que Dios me permite estar sobre esta tierra, aún las cosas que pudieran parecer pequeñas.

En mi ritmo de vida, dedico tiempo a la oración y horas diarias al estudio disciplinado de los textos sagrados.

Pero también disfruto un partido de béisbol, jugar ajedrez con mi hermano, comer en familia y celebrar las victorias de mis hijos, ir al teatro con mi esposa o leer un libro de ciencia-ficción.

Mi pasión mayor de todo lo que hago es escribir, pero también salgo a caminar despacio y me tomo el tiempo para sentarme y observar la vida a mi alrededor.

La ansiedad no ha ganado. Vivo una vida muy normal.

Yo creo que Dios puede hacer lo mismo con usted. La ansiedad en su vida puede ser el instrumento que Dios use para traerle a una vida de paz —la paz que sobrepasa todo entendimiento.

Continúe leyendo, y tome nota de todas las cosas y principios que le voy a compartir en los siguientes capítulos. Estoy confiado de que de la misma manera que el Señor lo ha hecho conmigo, también lo hará con usted.

PARTE 2

CONOCIENDO

¿DE DONDE VIENEN LOS DRAGONES?

PARTE 2.1 CONOCIÉNDOTE A TI MISMO

6

¿Cómo conocer la fuente de la ansiedad en mi vida?

En mi caso, puedo decir que después de años, estudiando y discerniendo, he podido llegar a la conclusión que la ansiedad, en mi vida —y en la vida de muchas de las personas que conozco que han luchado con esta— proviene de dos fuentes. En parte, viene de la inseguridad que es fruto de una visión distorsionada del amor de Dios y su plan para conmigo (es decir, que en esta área el problema es espiritual / emocional) y en la otra parte, química, o lo que es decir algo que se hereda y tiene que ver con los genes.

De igual manera, creo que hay esperanza para encontrar auxilio de parte de Dios en ambos campos.

Dios puede sanarnos espiritual y emocionalmente (espíritu y alma) por medio de la renovación de nuestro entendimiento. Esa sanidad puede venir en forma de paz duradera en nuestro interior. En ese caso, puedo decir que la ansiedad trabajó como el instrumento que me llevó a buscar de Dios y acercarme a Él.

También Él puede sanarnos en la parte química que tiene que ver con nuestro cuerpo (neuronas, sistema nervioso, etc...), Él es El Señor nuestro sanador (Éxodo 15:26).

Sea que nos sane instantánea y sobrenaturalmente, lo cual Él puede hacer (para Dios no hay nada imposible), o que nos sane paulatinamente, aún usando los adelantos médicos, porque la ciencia y la medicina son ramas que también pertenecen a Él.

Es importante decir que no es mi intención generalizar y poner a todos en estas dos categorías. Todos los seres humanos somos diferentes, y por eso siempre digo que busque ayuda profesional en todo lo que sea posible.

Sin embargo, a lo largo de este recorrido, y después de haber ministrado a miles de creyentes en nuestra América Latina, puedo decir que he encontrado que cientos se identifican conmigo y hallan las causas de su ansiedad muy similares a las mías.

Entonces, partiendo desde ese punto, voy a compartir con usted la manera en que Dios ha ministrado a mi vida, primero aprendiendo a conocernos a nosotros mismos, identificando las áreas donde nuestra mente y espíritu han sido dañados.

Si nuestra visión del amor y plan de Dios para con nosotros ha sido distorsionada, entonces la manera de corregir ese daño, es —ya después de haberlo identificado— pasar a conocer lo que la palabra de Dios nos enseña en cuanto a quienes somos en Él, cómo nos ve Dios, y cómo se manifiesta el amor y la aceptación del Padre para con nosotros de manera que podamos asimilar y comprender la visión correcta y Bíblica de todas estas cosas.

Ya después que hayamos conquistado ese territorio en el área de nuestras convicciones, y comenzado a experimentar la aceptación y la paz que Dios trae a nuestra mente por medio de Su gracia, manifestada en Su palabra y esas emociones comiencen a sanar, entonces hablaremos de soluciones pragmáticas en cuanto a esa área que tiene que ver con nuestro ADN natural.

De igual manera creo que es la voluntad de Dios que sus hijos habiten en completa paz —la paz que sobrepasa todo entendimiento. En esa paz donde no existe el temor al futuro.

De esa manera podemos disfrutar de esos ríos de agua viva que Él ha prometido para sus hijos —rios que salen de nuestro interior.

PARTE 2.2 CONOCIENDO A DIOS

7

UNA VISIÓN DISTORSIONADA DE DIOS

La ansiedad del temor al castigo

Cuando estaba pequeño siempre me amenazaban con la frase: «Dios te va a castigar... si te portas mal, Dios te va a castigar».

Mis antepasados eran gente muy religiosa, y la religión (por el hecho de que está basada en legalismo) presenta a Dios como un ser enojado, esperando que desobedezcas en algo para dejar salir su enojo sobre ti.

¿Ha conocido usted a una de esas personas histéricas y amargadas que explotan por cualquier motivo por pequeño que sea y con el tiempo la gente no se le puede acercar?

Así me imaginaba a Dios.

Crecí con una visión muy distorsionada sobre el carácter de Dios.

Yo crecí con mentalidad de castigo. De pequeño era un niño muy travieso (de esos que siempre están inventando algo), y como siempre estaba haciendo travesuras (impulso que no podía contener), pues siempre viví esperando que Dios me iba a castigar.

Cuando tienes mentalidad de castigo, no puedes

recibir cosas buenas, pues crees que no te las mereces.

De hecho, la expectación de castigo puede traer gran ansiedad (miedo del futuro). Imagínese estar todo el tiempo esperando que Dios le va a castigar. Esto produce miedo al futuro.

La religión produce ansiedad

El sistema religioso reposa sobre una teología confundida que liga principios de ley y gracia. Y estos dos pactos no se pueden ligar, pues uno reemplazó completamente al otro.

> *Al decir: Nuevo pacto, ha dado por viejo al primero; y lo que se da por viejo y se envejece, está próximo a desaparecer. Hebreos 8:13*

> *...a Jesús el Mediador del nuevo pacto, y a la sangre rociada que habla mejor que la de Abel. Hebreos 12:24*

Bajo la ley el hombre debía pagar por su desobediencia.

El concepto de penitencias es basado en ley, entonces cuando haces algo, no tendrás tranquilidad hasta que no hayas pagado por lo que hiciste.

Esto es completamente opuesto a las doctrinas de gracia, pues si Cristo tomó nuestro lugar en la cruz y pagó por mi desobediencia, entonces esto quiere decir que ya yo no tengo que pagarlo. Es una cuenta saldada.

En este libro vamos a aprender a recibir paz y reposo

a la medida que entendemos el valor de la perfecta obra de Cristo consumada en la cruz.

Dios no está enojado

Es cierto que el pecado produce ira, y sí, Dios es Dios de juicio. Sin embargo, nadie jamás pudo satisfacer la demanda de esa ira.

Los sacrificios que hacía el sacerdote bajo la ley de Moisés, no podían resolver el problema, pues las víctimas eran animales imperfectos.

Esto es lo que el escritor de Hebreos dice acerca de la efectividad de esos sacrificios:

> *Lo cual es símbolo para el tiempo presente, según el cual se presentan ofrendas y sacrificios que no pueden hacer perfecto, en cuanto a la conciencia, al que practica ese culto... Hebreos 9:9*

Dice que esos sacrificios no podían hacer «perfecto en cuanto a la conciencia» a los que lo practicaban.

Los rituales, ceremonias y prácticas religiosas te dejarán igual... culpable y con sucia conciencia.

Debemos reconocer y admirar el perfecto sacrificio de Cristo en la cruz, el cual fue suficiente para aplacar la ira del Padre.

Su ira fue vertida sobre su propio hijo en lugar nuestro. El nos libró de su propia ira.

> *....el castigo de nuestra paz fue sobre él... Isaías 53:5*

Cristo fue castigado en tu lugar... no esperes castigo, ya eso sucedió... Hoy espera cosas buenas.

Por eso podemos estar tranquilos... Dios no está enojado con nosotros.

Conciencia de pecado

Si te sientes culpable y crees que no te mereces algo bueno pues has desobedecido a Dios, ya sea por esa falta que cometiste recientemente o mucho tiempo atrás la cual te persigue, y te quita la paz, y te hace creer que no puedes esperar nada de parte de Dios pues Él seguramente estará enojado contigo...

Si continuamente luchas con la memoria de ese pecado cometido que te atrapa y te hace creer que acercarte a Dios y recibir de Él está fuera del regnum de posibilidades.

Entonces, no has entendido el verdadero carácter de Dios.

Estoy seguro que Dios tiene buenos planes contigo y que lo mejor de tu vida en cuanto a tu relación con Él, todavía no ha sucedido.

También creo que Su plan para contigo incluye darte paz y seguridad interior. Él quiere renovar tu espíritu, sanarte, y ponerte en una posición donde de nuevo puedas soñar.

Donde puedas recobrar o desarrollar esa fresca visión del futuro y comiences diariamente a tener en tu vida una gran expectación de cosas buenas.

Para tener una correcta visión en cuanto al carácter de Dios, comenzaremos por entender este inicial y sencillo principio:

> *Para ser libres del problema del pecado, debemos entender que el pecado es un problema resuelto.*

Sí. La obediencia trae buenos frutos.

La obediencia es buena y resulta en buenos dividendos, pero tu obediencia no es suficiente para librarte de los efectos del pecado. Es decir, portándote bien jamás tendrás completa paz.

De la misma manera tu obediencia no te puede salvar, pues si tu obediencia fuera suficiente para salvarte, Cristo no hubiera haber tenido que ir a la Cruz.

La Biblia enseña que fue por la obediencia de Cristo que fuimos salvos.

> *Porque así como por la desobediencia de un hombre los muchos fueron constituidos pecadores, así también por la obediencia de uno, los muchos serán constituidos justos. Romanos 5:19*

Note que justicia vino por la «obediencia de uno» es decir «de Cristo».

Observe el siguiente texto:

> *...y estando en la condición de hombre, se humilló a sí mismo, haciéndose obediente hasta la muerte, y muerte de cruz. Fil 2:8*

Cristo fue «obediente hasta la muerte» y su perfecta obediencia pudo satisfacer al Padre.

Es por su obediencia que somos justificados

Entonces, no importa que no me merezca algo bueno de parte de Dios, de todas formas, Cristo sí lo merece, y Él lo conquistó para pasármelo a mi.

Así que, yo sencillamente lo recibo, y Dios se complace en que yo lo reciba, pues al recibir algo que no merezco, esto trae agradecimiento a mi corazón.

Amo más porque me ha sido perdonado más.

> *...mas aquel a quien se le perdona poco, poco ama. Lucas 7:47*

La ley de Moisés te mantenía «sintiéndote pecador».

Los continuos sacrificios no eran lo suficiente para aplacar esa conciencia. Tendría que venir un perfecto sacrificio para que de una vez y por todas resolviese ese problema, pues al ser «limpios una vez» ya deja de existir esa conciencia de pecado.

Veamos el texto:

> *De otra manera cesarían de ofrecerse, pues los que tributan este culto, limpios una vez, no tendrían ya más conciencia de pecado. Hebreos 10:2*

El sacrificio de Cristo en la Cruz, limpió nuestra conciencia de una vez.

> *...pero Cristo, habiendo ofrecido una vez*
> *para siempre un solo sacrificio por los*
> *pecados, se ha sentado a la diestra de*
> *Dios. Hebreos 10:12*

Note que dice: «una vez para siempre un solo sacrificio por los pecados». Es decir, su «único» sacrificio fue suficiente para quitar el problema del pecado.

Si no conocemos esto, continuaremos arre-pintiéndonos y culpándonos por algo que ya Dios resolvió hace 2000 años. Siempre estarás pensando en tu pecado, aunque ya no esté ahí.

Conciencia de pecado nos interrumpe creer que Dios tiene buenas cosas para nosotros. También produce ansiedad, miedo al futuro, especialmente si pensamos que Dios no está de parte nuestra.

Debemos tener un cambio de mentalidad. Ya hemos sido limpiados y tenemos que vernos limpios para poder creer que Dios tiene buen favor para con nosotros.

Culpabilidad

Ambos puntos mencionados anteriormente pro-ducen un sentimiento que puede ser mortal y este es el «Sentimiento de Culpa».

Ya sea (1) expectación de castigo, o (2) conciencia de pecado ambos producen este letal sentimiento, y digo «sentimiento» pues aunque ya no eres «culpable» (pues Cristo llevó tu culpa), si no lo entiendes, aunque esa culpa no esté ahí (ha sido quitada), el sólo hecho de tener ese «sentimiento» produce los daños de igual manera como si la culpa fuese real y pagarás una condena de la cual El Juez ya te ha absuelto.

El sentimiento de culpabilidad atormenta y crea ansiedad e inseguridad en cuanto al futuro.

Pablo nos da los textos que nos aseguran libertad de este letal sentimiento:

> *Bienaventurado el varón a quien el Señor*
> *no inculpa de pecado. Romanos 4:8*

Dos cosas a notar:

1- Si Cristo murió para quitar tu pecado, y ya este fue quitado, entonces «no eres inculpado» o sea «no eres hallado culpable», y esto es una bienaventuranza (bendición) que debes recibir.

2- Lo que mantenía la culpa de tus pecados viva era «la ley» y esta ley ya caducó.

> *Al decir: Nuevo pacto, ha dado por viejo*
> *al primero; y lo que se da por viejo y se*
> *envejece, está próximo a desaparecer.*
> *Hebreos 8:13*

Entonces al no haber ley, no se te puede encontrar culpable, por lo tanto «eres libre».

> *Pues antes de la ley, había pecado en*
> *el mundo; pero donde no hay ley, no se*
> *inculpa de pecado. Romanos 5:13*

Amado lector, si usted es un hijo de Dios, el problema de su pecado ya ha sido resuelto. Usted puede caminar con una mentalidad de libertad.

Su futuro está seguro en Cristo. Podemos estar tranquilos y eliminar ya toda preocupación en cuanto al futuro.

Recuerde. Dios tiene buenos planes para su futuro.

> *Porque yo sé muy bien los planes que tengo para ustedes —afirma el Señor—, planes de bienestar y no de calamidad, a fin de darles un futuro y una esperanza.*
> *Jeremías 29:11 (NVI)*

8

CONOCIENDO EL AMOR DEL PADRE

Pues el Señor tu Dios vive en medio de ti.
Él es un poderoso salvador.
Se deleitará en ti con alegría.
Con su amor calmará todos tus temores.
Se gozará por ti con cantos de
alegría. Sofonías 3:17 (NTV)

Como compartí anteriormente, crecí con una visión distorsionada de Dios. Veía a Dios como un castigador. Alguien que estaba esperando que yo cometiera un error para castigarme. Esto me mantenía ansioso, nunca sabía si me iba a suceder algo, y cuando algo me salía mal, pensaba que Dios me estaba castigando, pues después de todo, me lo merecía.

Además, tenía constantemente este sentimiento de que no importa cuánto esfuerzo hacía por portarme bien, nunca era lo suficiente. En otras palabras, no había manera de complacer a Dios y cumplir todas sus demandas y requerimientos.

Todas estas cosas —esta manera de pensar— forman la receta perfecta para una vida llena de miedos, culpabilidades, inseguridad y angustia.

Sin embargo, mi concepto en cuanto al carácter de Dios estaba muy distorsionado. Ciertamente muy lejos de lo que Su palabra nos enseña.

Vamos a desempacar el texto anterior, pues ese es uno de los textos que Dios ha usado para enseñarme sobre su carácter.

1- Él está conmigo. Vive conmigo.

Dice el texto: «el Señor tu Dios vive en medio de ti».

Es decir que Él no está lejos. No es un Dios distante.

Él ve mis angustias, tristezas, retos, pruebas de muy cerca.

Podemos contar con Él porque está cerca.

> *Nuestro Sumo Sacerdote comprende nuestras debilidades, porque enfrentó todas y cada una de las pruebas que enfrentamos nosotros, sin embargo, él nunca pecó. Así que acerquémonos con toda confianza al trono de la gracia de nuestro Dios. Allí recibiremos su misericordia y encontraremos la gracia que nos ayudará cuando más la necesitemos. Hebreos 4:15,16 (NTV)*

2- Para Él no hay nada imposible.

Dice el texto: «Él es un poderoso salvador».

Dios es poderoso y te puede salvar no solo eternamente, también te puede salvar de cualquier situación.

...porque nada hay imposible para Dios.
Lucas 1:37

3- Se deleita en mi. «Se deleitará en ti con alegría».

Dios está complacido conmigo.

> *Anda, y come tu pan con gozo, y bebe*
> *tu vino con alegre corazón; porque*
> *tus obras ya son agradables a Dios.*
> *Eclesiastés 9:7*

Como dice Salomón, «mis obras ya son agradables a Dios». No tengo que demostrarle nada a Dios. Ya soy aceptado.

> *...para alabanza de la gloria de su*
> *gracia, con la cual nos hizo aceptos en el*
> *Amado. Efesios 1:6*

Sabiendo esto, podemos caminar en paz, tranquilos. Este conocimiento nos quita la ansiedad de querer ganarnos la aceptación y el amor de Dios por medio de nuestros esfuerzos humanos.

4- Por que me ama, calmará todos mis temores. «Con su amor calmará todos tus temores».

Por eso debo concentrarme en el amor de Dios. Que sea su amor el centro de nuestros pensamientos.

Cuando sabes esta realidad de que Dios te ama, los temores del futuro comienzan a desaparecer.

> *...de manera que podemos decir*
> *confiadamente: El Señor es mi ayudador;*
> *no temeré Lo que me pueda hacer el*
> *hombre. Hebreos 13:6*

5- Dios te celebra a ti. Tú le traes gozo. «Se gozará por ti con cantos de alegría».

Te imaginas que tú le produces gozo a Dios. No le produces enojo.

Dios no está enojado contigo.

Teniendo una visión sana del amor de Dios para con nosotros, nos permite avanzar hacia el futuro sin temor.

Recuerda que la ansiedad se puede definir como «miedo al futuro». Puede ser un futuro lejano, o algo que puede suceder en los próximos 5 minutos.

¿Qué puede librarnos de ese temor, ansiedad?

> *En el amor no hay temor, sino que el*
> *perfecto amor echa fuera el temor...*
> *1 Juan 4:18*

Así es. El amor de Dios echa fuera la ansiedad.

9

El Señor, tu proveedor

Y llamó Abraham el nombre de aquel lugar, Jehová proveerá. Por tanto se dice hoy: En el monte de Jehová será provisto. Génesis 22:14

¿Ha hecho Dios provisión para tus necesidades?

¿Le interesa a Dios tu bienestar mental?

Claro. Dios que te ama está interesado en tu bienestar.

Como seres humanos, tenemos necesidades básicas. Estas deben ser suplidas para que vivámos sanos, espiritual y emocionalmente.

A continuación hablaré de las 5 necesidades básicas que deben ser suplidas para que estemos bien.

Muchos psicólogos y científicos en el pasado han estudiado y aún clasificado lo que se cree son las más básicas necesidades del ser humano. Por ejemplo, existe la muy conocida pirámide de Maslow, también conocida como la «jerarquía de las necesidades humanas».

Esta es una teoría psicológica propuesta por Abraham Maslow en su obra: Una teoría sobre la motivación humana de 1943, que posteriormente amplió. Maslow formula en su teoría una jerarquía de necesidades humanas y defiende que conforme se satisfacen las necesidades más básicas (parte inferior de la pirámide), los seres humanos desarrollan necesidades y deseos más elevados (parte superior de la pirámide)[4][5].

Muchos otros han escrito o presentado los resultados de diferentes investigaciones.

Hace poco estuve leyendo la manera en que Alon Braun, —un empresario inversionista— reduce el número de estas necesidades a siete[6] y las relaciona con el éxito en los negocios. Manfred Max-Neef, —un intelectual, economista— enumera nueve necesidades fundamentales[7]. Sin embargo, estudiando las necesidades humanas básicas desde un punto de vista Bíblico, y conociendo la provisión de Dios para cada una de estas necesidades, creo poder simplificar la ecuación y poder reducirlas a cinco necesidades básicas.

Aquí, las menciono una por una junto a la respuesta Bíblica para cada una de estas necesidades —conforme a mi experiencia personal.

La lucha por las 5 necesidades esenciales para la salud mental.

1- Necesidades de seguridad. Certidumbre.

Todos queremos estar seguros de nuestro futuro, circunstancias, ¿qué va a pasar?

Protección social —seguridad física, social, de empleo, jurídica, jubilación, etc...

Esto puede ser causa de mucha ansiedad.

Hace un tiempo atrás, fui sometido a una cirugía en la que reconstruyeron mi esófago. Los meses antes de la cirugía, y debido a los daños que tenía en las paredes de este, se me hacía muy difícil digerir alimentos, por lo que comencé a perder energía y mucho peso. Luego después de la cirugía, la recuperación tomó aproximadamente un año. Fue una recuperación lenta.

Llegué a perder 48 libras de peso y durante meses no tenía fuerzas para levantarme de la cama. Perdí temporalmente mi voz por causa de la proximidad de esa parte del esofago a mis cuerdas vocales.

En este proceso, Dios trató conmigo mucho en el área de la paciencia (más adelante en este libro hablo de esto y de la paz que sobrepasa todo entendimiento) sin embargo, una de las luchas que sostuve en este período, tuvo que ver con una gran preocupación en cuanto a mi futuro.

En cama, sin poder ir a la oficina, sin poder viajar, no conferencias, no proyectos, no ministerio, durante meses, era el momento perfecto para que mi mente comenzara a ordenar pensamientos destructivos como: «¿Qué va a pasar si ya no te puedes levantar de esta cama?, ¿Cómo le harás para cubrir todas las obligaciones financieras?», y no sólo eso. También comenzó a entrar en mi vida un miedo a la vejez. Experimentando en ese momento de mi vida la fragilidad humana, viendo con ojos naturales que los años han pasado, y «este cuerpo de humillación (Fil 3:21)» se ha ido desgastando... ¿Qué va a pasar?, mi esposa he hijos todavía me necesitan.

Quizá usted ha pasado por luchas semejantes. Quizá no, sin embargo la lucha por estabilidad, seguridad financiera, certidumbre es una que todos sostenemos en algún momento de nuestra experiencia humana. Para muchos esta preocupación es constante, sea cuando sus hijos están pequeños y sus ingresos no son lo suficiente y el temor al desempleo le visita o cuando se acerca a los años de su vejez y sabe que su pensión de retiro no será lo suficiente para jubilarse, o no puede seguir trabajando por causa de una enfermedad.

Sea cual sea el caso, la realidad es que la necesidad de certidumbre es común para los seres humanos, y esta puede producir gran ansiedad.

Durante mi prueba, después de la cirugía, muchos de mis días se convirtieron en largas jornadas de oración y lectura en la palabra de Dios, y un día, cuando menos lo esperaba, Dios me habló por medio de su palabra, y este fue el texto:

> *Considera al íntegro, y mira al justo;*
> *Porque hay un final dichoso para el*
> *hombre de paz. Salmos 37:37*

Esa es la respuesta que me trae tranquilidad y reposo: «...hay un final dichoso para el hombre de paz». Quiere decir que «si soy un hombre de paz, el Señor me asegura que mi final será dichoso». Entonces lo que tengo que hacer es asegurarme que soy «un hombre de paz». Y ¿cómo me convierto en «un hombre de paz»?

De esto hablaré más adelante en el libro, pero por el momento le diré que la paz de Dios es algo que se busca, se procura y se multiplica en nuestra vida a medida que crecemos en el conocimiento de Dios.

> *Busca la paz, y síguela. Salmos 34:14*

> *Gracia y paz os sean multiplicadas, en el conocimiento de Dios y de nuestro Señor Jesús. 2 Pedro 1:2*

Desde el día que entendí, que Dios ha hecho provisión para que yo tenga un «final dichoso», mi alma ha encontrado aliento en cuanto al futuro. Mi mente se ha calmado. Estoy tranquilo, y a medida que crezco en su conocimiento, su paz es multiplicada en mí.

Le dije antes en el libro que la ansiedad en mi vida ha sido algo que Dios ha usado para acercarme a Él. Ya vé, necesito conocerle más a Él y la única manera de hacer esto es permanecer sumergido en Su palabra. El fruto de esto es certidumbre, seguridad, y he ahí donde Dios suple para saciar esta primera necesidad humana.

Ahora, Dios no me revela el futuro. Se que hay seudo-profetas hoy en día en las iglesias que se la pasan (según ellos) revelando a la gente sus futuros. Claro, estos son falsos profetas, quizá adivinos que no conocen sus propios futuros, porque Dios no está interesado en revelarlo.

Entonces, todos necesitamos tener cierta certeza y seguridad en cuanto al futuro, pero si ya sabes todo lo que pasará y estás en control, entonces te aburres. Para esto, te fue insertada otra necesidad humana: Incertidumbre.

2-Necesidad de retos. Incertidumbre.

Necesitamos variedad, necesitamos sorpresas, retos, aprietos.

Si bien «certidumbre» es una necesidad, también lo es «incertidumbre».

Años atrás, en esos años donde viajaba intensamente nuestra amada América Latina (hoy en día viajo mucho menos y dedico más tiempo a escribir y preparar a otros), sucedía que cuando estaba mucho tiempo fuera de casa, de avión en avión, de hotel en hotel, comenzaba a sentir cierta inseguridad. A veces sentía cierta incertidumbre. Tenía la necesidad de amanecer en mi cama en San Diego, cenar con mi familia, estar dentro de lo conocido y familiar.

Recuerdo que llegaba a San Diego y mi esposa me iba a recoger al aeropuerto (hoy en día cuando salgo a predicar, siempre mi esposa viaja conmigo, pero cuando nuestros hijos estaban pequeños, ella tenía que quedar en casa, llevarlos a la escuela, etc...), me daba una gran alegría estar en mi ciudad. Al siguiente día de estar en casa, en la mañana temprano, mi esposa y yo íbamos a desayunar a Mcdonalds, porque era algo conocido, familiar, significaba que estaba en mi territorio, después de días de haber estado comiendo en lugares desconocidos.

Esta es exactamente la necesidad de certidumbre manifestándose en mi. Sin embargo, una vez que estaba ya varios días en casa, cómodo, sin retos o sorpresas, comenzaba a sentir la necesidad de ir de regreso a la labor de evangelismo y misiones. Ya extrañaba el avión, los aeropuertos, la aventura, los retos, los proyectos en ciudades desconocidas. Esta era la necesidad de incertidumbre manifestándose.

He entendido que el motor impulsor que me lleva a lanzar proyectos y sueños difíciles de alcanzar, tomar riesgos, que me ponen a veces en aprietos, no es otra cosa que el llamado a la incertidumbre, que Dios puso dentro de mi.

Recuerdo más de una vez en el pasado haberle dicho a mi esposa «éste es el último festival que realizo. Es muy cansado, me desgasta mucho, me trae mucho estrés. Mejor voy a hacer cosas que no tengan tantos retos». Sin embargo, este sentimiento dura poco tiempo. En cuanto me relaje un poco, y esté más tranquilo, el deseo de tomar nuevos retos regresará.

¿Qué cree usted que motiva a alguien a lanzarse de un avión con paracaídas?

¿Qué mueve a un explorador, ir a la Antártica y pasar meses en el hielo, o a un alpinista querer escalar el Monte Everest?

Exactamente, lo que está usted pensando: «la necesidad de incertidumbre».

¿Cómo suple Dios para esta necesidad en nuestra vida?

Él pone en tu corazón un sueño. Una visión. Algo que es imposible que puedas hacerlo solo.

Necesitarás fe. Mucha fe. Necesitarás tomar riesgos. Caminar hacia lo desconocido.

Y en ese recorrido pasarás aprietos, tendrás pruebas. Pero Dios estará trabajando en ti, supliendo, llenando tu necesidad de incertidumbre.

En esto trabaja la fe.

> *Es, pues, la fe la certeza de lo que se*
> *espera, la convicción de lo que no se ve.*
> *Hebreos 11:1*

Siempre me había preguntado algo.

La Biblia nos da una lista de a quienes nosotros llamamos «los héroes de la fe», ahí en ese capítulo 11 de Hebreos. Estos eran verdaderamente gente de fe, que se atrevían a creer a Dios por cosas grandes.

Entre ellos está Abraham, Sara, Noé, Moisés, David y otros. Su hazañas fueron grandes.

> *...que por fe conquistaron reinos, hicieron*
> *justicia, alcanzaron promesas, taparon*
> *bocas de leones, apagaron fuegos*
> *impetuosos, evitaron filo de espada,*
> *sacaron fuerzas de debilidad, se hicieron*
> *fuertes en batallas, pusieron en fuga*
> *ejércitos extranjeros. Hebreos 11:33—34*

Sin embargo, todos estos héroes de la fe, dice la Biblia que no alcanzaron las promesas. Dice que: «murieron todos éstos sin haber recibido lo prometido».

> *Conforme a la fe murieron todos éstos*
> *sin haber recibido lo prometido, sino*
> *mirándolo de lejos, y creyéndolo, y*

> *saludándolo, y confesando que eran*
> *extranjeros y peregrinos sobre la tierra.*
> *Hebreos 11:13*

> *Y todos éstos, aunque alcanzaron buen*
> *testimonio mediante la fe, no recibieron*
> *lo prometido... Hebreos 11:39*

Mi pregunta era: ¿Por qué permitió Dios que todos estos héroes estrecharan su fe y padecieran tantos retos, si al final, no les iba a conceder aquello por lo que estaban creyendo?

Ahora entiendo. Dios estaba supliendo a estos héroes una necesidad más grande que todo lo otro que pudieran conquistar. Dios les estaba supliendo la necesidad de incertidumbre.

Todos estos hombres y mujeres, necesitaban la aventura, la adrenalina, los riesgos, los retos. Porque son todos estos aprietos los que les hicieron crecer.

Sí, amado lector. La incertidumbre nos hace crecer. Así crecemos en fe y maduramos.

Al final, Dios les dió algo mejor. Lo que verdaderamente anhelaban. Una patria celestial.

> *Pero anhelaban una mejor, esto*
> *es, celestial; por lo cual Dios no se*
> *avergüenza de llamarse Dios de ellos;*
> *porque les ha preparado una ciudad.*
> *Hebreos 11:16*

Leamos los versículos 39 y 40 completos.

> *Y todos éstos, aunque alcanzaron buen testimonio mediante la fe, no recibieron lo prometido; proveyendo Dios alguna cosa mejor para nosotros, para que no fuesen ellos perfeccionados aparte de nosotros. Hebreos 11:39—40*

Dios es bueno, y al final, no te dará lo que quieres, pero algo mejor, algo, eterno, celestial.

Porque Él sabe lo que queremos pero nos da lo que necesitamos.

Él suple para nuestra necesidad de incertidumbre, y luego para nuestra necesidad de vida eterna en Su presencia.

3- Necesidades de crecimiento. Significancia.

La necesidad de sentirnos importantes, únicos.

Como seres creados, necesitamos tener la atención de otros.

Tenemos necesidades psicológicas e individuales como la autorrealización personal, la confianza, el respeto, el éxito.

Todo esto se resume en crecimiento.

Felicidad es ver crecimiento en lo que haces. Cuando emprendes negocios, ver los resultados de tus esfuerzos.

Por eso es que el estancamiento trae tanta frustración e infelicidad.

Existe una alegría y sentimiento de realización cuando ves que lo que estás haciendo está funcionando.

Tengo la oportunidad de ministrar a miles de ministros y empresarios en Latinoamérica. El sentimiento es el mismo para un empresario que tiene un negocio estancado —que no crece—, que para un pastor que cuida de una congregación estancada.

He visto a pastores enfermarse, padeciendo de presión arterial elevada, con la salud en peligro. A algunos la frustración les da por comer, y aún por otros comportamientos que les dañan. A veces amarguras y hasta falta de perdón que se traduce a problemas en la salud mental y física.

Todo esto es el resultado del estancamiento.

En las relaciones sucede lo mismo. Si una relación no está creciendo, entonces hay frustración, y de ahí vienen las iras, el rencor, las faltas de respeto y luego el rompimiento total.

Es necesario, que el ser humano crezca y dé frutos. Esto es uno de los factores más importantes para la buena salud mental.

Ansiedad en el ministerio, las relaciones y los negocios viene cuando no hay crecimiento.

El crecimiento es una necesidad básica.

Es como una planta, que es sembrada, luego la nutres, ésta toma el sol, y la riegas con agua.

Mire lo que dice Pablo.

> *Yo planté, Apolos regó; pero el crecimiento lo ha dado Dios. 1 Corintios 3:6*

Note de donde viene el crecimiento. Lo da Dios.

Dios que te conoce, suple para esta necesidad.

¿Que sucede, si aquello que estás haciendo por ya algún tiempo, definitivamente no da frutos?

Tendrás que hacer cambios. Esto es un principio empresarial y de vida.

> *Todo árbol que no da buen fruto, es cortado y echado en el fuego. Mateo 7:19*

En relaciones de la misma manera.

No estoy diciendo que si tu matrimonio no funciona, córtalo. El matrimonio es una institución santa. Sin embargo, si no hay crecimiento tendrás que buscar aquello que entorpece el crecimiento y hacer cambios, ajustes. Quitar lo que no está funcionando y reemplazarlo por otras formas, quizá cambio de hábitos, de proceder, etc...

En la iglesia de igual manera. Si no hay crecimiento, es quizá tiempo de revisar el modelo, los métodos, etc... recuerde: «El mensaje es sagrado pero no los métodos».

Recuerdo que después de haber tenido casi una década de impacto y crecimiento en el campo misionero, con una labor de la que nacieron varias iglesias y miles vinieron a Cristo, mi esposa y yo regresamos a Estados Unidos. En esta nueva etapa, plantamos una iglesia en un suburbio de San Diego en California. Los años que siguieron de pastorado fueron años difíciles, años de estancamiento, poco y lento crecimiento. A veces parecía que lo único que crecía eran los conflictos entre algunas de las familias que pastoreábamos.

Por Su gracia el Señor nos sostuvo y nos protegió a mi esposa, a mi y a nuestros hijos. Nunca hice consejería en mi casa ni recibí visitas de «hermanos» con conflictos y quejas, de manera que nuestro hogar fue un santuario que protegió la salud espiritual de nuestros hijos. Gracias a Dios.

Sin embargo, fueron años difíciles —aproximadamente una década.

Claro que uno es moldeado y formado ministerialmente en medio del fuego de la prueba, pero ese proceso no es para toda la vida. Llegó el día en que de nuevo, nuestra labor en Latinoamérica demandaba más atención de parte nuestra, y entendimos que era tiempo de hacer la transición y dedicarnos completamente a la Asociación. Esa transición trajo mucha paz. El cambio fue como bálsamo fresco.

No tenga miedo al cambio. Dios usa los cambios para ponernos en tierra fértil. Tierra de crecimiento.

El crecimiento es esencial para nuestra salud espiritual y mental.

Por la gracia de Dios, la década que siguió, para nosotros fue una de crecimiento explosivo. Especialmente estos más recientes años, donde hemos experimentado un crecimiento exponencial, y estamos agradecidos con Dios, pues estos han sido tiempos pacíficos y de tranquilidad.

Han habido pruebas, sí, claro, muchas pruebas, pero el ritmo es diferente.

Hay una diferencia muy grande entre atravesar una prueba mientras estás creciendo que lidiar con una prueba mientras estás estancado.

4- Necesidades de afiliación. Conexión (amor).

Todos necesitamos estar conectados a otros. Ya sea la conexión entre esposos por medio de intimidad, la amistad, el convivir, como las relaciones de amistad con otros seres humanos.

Esta necesidad de conexión, es una necesidad muy espiritual que Dios ha depositado dentro de nosotros, y la mayor conexión que el ser humano necesita tener es con su Creador.

Por eso Dios nos dió la oración. Por medio de esta podemos conectar con Él.

Entonces la oración es la manera en que Dios suple para esta necesidad de conexión.

Dios también nos ha dado otros medios, por los que podemos estar conectados con Él. Por medio de la lectura de Su palabra y la reflexión, podemos conocer aún Sus pensamientos. Esto nos permite tener una relación cercana e íntima con nuestro Creador.

Pero eso no es todo.

Dios puso en nosotros la necesidad de comunidad. Él no nos hizo para que estuvieramos solos.

> *Y dijo Jehová Dios: No es bueno que el hombre esté solo... Génesis 2:18*

Entonces, Dios aparte de haber creado una ayuda

idónea para el hombre (le haré ayuda idónea —dice el resto de ese versículo), también nos ha dado la habilidad de hacer amistades y reunirnos en grupos.

Esto es importante para nuestra salud espiritual y mental. Por eso Pablo nos entrega el consejo:

> *...no dejando de congregarnos...*
> *Hebreos 10:25*

Es cierto que los religiosos usan ese texto para poner culpa en los hermanos que a veces no asisten a la iglesia. Es parte de la manipulación y control que ejerce la religión.

El texto de Pablo, no es una ley. Pablo no está imponiendo una regla que sería la «obligación» a congregarnos, sin embargo nos hace una sugerencia, nos da un consejo.

¿Por qué?

Porque fuimos creados para vivir en comunidad.

Uno de los síntomas más obvios en una persona que está deprimida es que tiende a apartarse de otros, a estar sola. Luego la soledad produce más depresión y esto se convierte en un círculo vicioso.

Aunque la depresión no siempre conduce a la soledad, sentirse solo a menudo es un predictor de depresión un año o incluso dos años después, y ciertamente conduce a la tristeza, dice el Dr. Hawkley. Liberarse de sentimientos de aislamiento por la depresión es parte del proceso de sanidad[8].

Entonces, estar desconectados, aislados, verdaderamente no es saludable. La manera de romper con ese mal, es acercándonos a otros, teniendo conexión.

Dios ha suplido para esta necesidad por medio de un organismo que Él creó, que se llama Iglesia o Cuerpo de Cristo. Es dentro de esta conexión que podemos crecer juntos.

> *...y sometió todas las cosas bajo sus pies, y lo dio por cabeza sobre todas las cosas a la iglesia, la cual es su cuerpo, la plenitud de Aquel que todo lo llena en todo. Ef 1:22,23*

> *...de quien todo el cuerpo, bien concertado y unido entre sí por todas las coyunturas que se ayudan mutuamente, según la actividad propia de cada miembro, recibe su crecimiento para ir edificándose en amor. Ef 4:16*

5- Contribución.

Alguien dijo que «el secreto de vivir es dar[9]».

Verdadero gozo viene cuando construyes más allá de ti mismo.

Winston Churchill dijo: «Nos ganamos la vida con lo que obtenemos. Hacemos una vida por lo que damos».

Dios puso en nosotros los seres humanos la necesidad de contribuir. Por eso es que hay un gozo que no se puede conseguir de ninguna otra manera.

Es cuando aportas, cuando añades valor a la sociedad, a quienes viven a tu alrededor, que verdaderamente experimentas ese gozo tan especial.

Recuerdo décadas atrás, en los días de las cruzadas evangelísticas, que siempre tuve una frustración. Esa frustración fue creciendo durante años y llegó al punto en que cambios radicales tuvieron que suceder en nuestra vida y ministerio para transformarnos a lo que hoy somos, un ministerio que está en paz porque sabe que está asentado en el centro del propósito para el que Dios nos ha llamado —para Su gloria.

En esos tiempos rentabamos un estadio o una plaza de toros, se hacía publicidad e invitábamos a las iglesias de una ciudad a trabajar juntas. Durante las noches de cruzada, un coro cantaba desde la plataforma y luego yo venía y entregaba el mensaje de salvación.

Sí, muchos venían a Cristo, sin embargo, sabía que algo faltaba, algo no estaba bien.

El mensaje de salvación es para los que no conocen a Cristo. Se supone de debíamos estar atrayendo al estadio a personas no creyentes, sin embargo por lo regular, de 85 a 90% de los que atendían a las cruzadas ya eran cristianos. Era como si estuviéramos teniendo un servicio de iglesia pero en el estadio y esto a mi me frustraba.

¿Cómo sería posible que lográramos atraer a los no creyentes?

Esta frustración en mi creció, al punto de crisis, hasta el día en que el Señor habló a mi vida por medio de Isaías 58.

Exactamente estos versículos:

> *¿No es más bien el ayuno que yo escogí, desatar las ligaduras de impiedad, soltar las cargas de opresión, y dejar ir libres a los quebrantados, y que rompáis todo yugo? ¿No es que partas tu pan con el hambriento, y a los pobres errantes albergues en casa; que cuando veas al desnudo, lo cubras, y no te escondas de tu hermano? Entonces nacerá tu luz como el alba, y tu salvación se dejará ver pronto; e irá tu justicia delante de ti, y la gloria de Jehová será tu retaguardia... y si dieres tu pan al hambriento, y saciares al alma afligida, en las tinieblas nacerá tu luz, y tu oscuridad será como el mediodía. Isaías 58:6—8,10*

Mi problema con el modelo de cruzada tradicional era que solamente estaba saciando una necesidad. La necesidad del alma.

Predicábamos a Cristo, el mensaje traía solución espiritual y esperanza de salvación, pero no estábamos cubriendo otra necesidad humana básica: «el dolor actual».

Estábamos dejando al hambriento con hambre. Aunque le dijéramos que Cristo los ama, no lo estábamos demostrando.

Todo cambió cuando entendí la importancia de (1) partir el pan con el hambriento y (2) saciar al alma afligida.

A partir de ese punto comenzamos a sembrar (dar) con anticipación en cada ciudad donde se hacen proyectos evangelísticos.

Por meses, antes de un festival comenzamos a enviar brigadas médicas, instalamos programas para ayudar a los pobres y necesitados en cada ciudad. También en los estadios instalamos carpas, unas con odontólogos, otras con médicos, otras con ayuda inmediata a una gama de necesidades que operaran durante el día y en la tarde les compartimos el mensaje de salvación.

Como resultado, comenzamos a ver el cambio de audiencia. Ahora 85 a 90% de los asistentes al estadio son no creyentes. Gente agradecida porque ya los habíamos amado, y habíamos invertido en sus vidas desinteresadamente.

He visto un equipo de gente que se siente realizada, que trabaja con gran gozo, y esto, porque estamos haciendo una contribución. Estamos contribuyendo al bienestar de cada ciudad a donde vamos. Y esto trae un gozo increíble.

Hoy, ya cuando nos preparamos para celebrar 4 décadas de ministerio, mi trabajo mayormente es invertir en la vida de otros.

Por ejemplo. El año pasado, viendo la situación que enfrenta la amada Venezuela, pudimos crear 1,000 becas para equipar líderes venezolanos para el trabajo del ministerio.

Estos hermanos venezolanos han tomado esta bendición muy en serio. A veces he experimentado lágrimas de gozo de solo leer sus cartas de gratitud.

Hace aproximadamente 5 años fuimos a una ciudad a sostener un proyecto. La ciudad tenía un hermoso estadio, pero el estacionamiento no tenía capacidad para un evento grande.

Nos movilizamos y conseguimos la inversión, y pudimos construir un estacionamiento para el estadio. Esto fue un bien que dejamos en la ciudad, el cual iba a beneficiar a los locales por mucho tiempo después que el proyecto de festival concluyera.

Pudiera poner muchos más ejemplo, y hasta parecería que nos estamos vanagloriando, o presumiendo de ser generosos, pero créeme, lo que estoy haciendo es queriendo motivarle a que se convierta en un dador.

Al dar, estará ejercitando una gran libertad, motivando a otros y su necesidad de contribuir estará siendo suplida —su salud mental aumentará.

Pablo nos menciona dos ciudades que eran dadoras e invertían para el bienestar de otras ciudades. Estas servían de ejemplo o motivaban a otras.

> *...pues conozco vuestra buena voluntad, de la cual yo me glorío entre los de Macedonia, que Acaya está preparada desde el año pasado; y vuestro celo ha estimulado a la mayoría. 2 Corintios 9:2*

¿Cuál es el resultado de esa generosidad?

Y poderoso es Dios para hacer que abunde en vosotros toda gracia, a fin de que, teniendo siempre en todas las cosas todo lo suficiente, abundéis para toda buena obra... 2 Corintios 9:8

Cuando usted es un dador, su estima y salud mental se fortalece. Una persona generosa es una persona realizada y gozosa.

Ahora que he hablado de necesidades básicas que es necesario sean cubiertas, pasaré a compartir con usted sobre el peor agente inductor de ansiedad —de acuerdo a mi experiencia*— y como vencerlo paso por paso por medio de algunos ajustes prácticos que podemos hacer para convertir la ansiedad en una oportunidad para crecer en nuestra paz y seguridad para estar siempre gozosos, aun en el día de la prueba.

*Digo «de acuerdo a mi experiencia», pues no estoy estableciendo una definición médica o científica. Psicólogos, psiquiatras, y profesionales expertos en la materia —especialmente en depresión y ansiedad diagnosticados clínicamente— pudieran clasificar otras causas como mayores inductores o influyentes, inclusive con grandes diferencias si se estudian de caso a caso. Por eso siempre digo a mis lectores y audiencia que busquen ayuda profesional en todo lo que sea posible. Mi experiencia es muy personal, y las causas que expongo son conforme a mi experiencia de vida, entendimiento teológico y mi relación con Dios. Confío que muchos se identifiquen conmigo y pudieran en estos textos encontrar ayuda, pero no pretendo usurpar el lugar que sólo médicos y científicos pueden ocupar.

PARTE 3

MATANDO A UN DRAGÓN A LA VEZ

La ansiedad es como un dragón y tiene varias cabezas. Asomará cada una de esas cabezas en diferentes momentos de nuestra vida, a veces en un mismo día.

Pero lo dragones no son inmortales. Existen cazadores de dragones y armas poderosas y específicas que les pueden hacer caer.

Alguien dijo que los dragones no existen. Dígale esto a alguien que ha padecido de ansiedad.

Otros dicen que los dragones son figuras de nuestra imaginación. Es posible. Pero en nuestra mente pueden ser muy reales. Dragones como el miedo, la preocupación, el pánico —todo está en la mente, pero eso no los hace menos reales.

La ansiedad es real. También el Dios que nos creó. El conoce nuestras más profundas luchas y Él es mucho más real que la ansiedad.

Él es tan poderoso que en Su soberanía puede usar hasta la ansiedad para atraernos a Él, por amor a Sí mismo y para gloria de Su santo nombre.

PARTE 3.1 MATANDO AL DRAGÓN MAYOR

10

La Prisa

El peor agente inductor de ansiedad

La ansiedad tiene que ver con el futuro. Con algo que no ha sucedido.

La prisa nos presiona a ir más rápido de lo que es natural.

Sea la inexplicable urgencia interior que nos impulsa a andar de prisa, o la presión externa que viene de la sociedad —aquellos que nos rodean— la prisa nos sacará del presente, robando de nosotros toda tranquilidad.

Es mi intención en este capítulo desenmascarar a este agente inductor de ansiedad. Sacarlo de nuestras vidas y sustituirlo por tranquilidad —la paz que sobrepasa todo entendimiento.

Matemos a este primer dragón —la prisa.

En su libro «The life you've always wanted[10]», que se traduciría «La vida que siempre quisiste», John Ortberg dice lo siguiente sobre la prisa:

«La prisa no significa una agenda desordenada, es

más bien un corazón desordenado».

Durante una temporada de transición en el ministerio, a él le fue dicho: «Debes despiadadamente eliminar toda prisa de tu vida».

Créalo usted o no, la prisa está directamente enlazada al desgaste espiritual, y los efectos directos de la prisa son la ansiedad o intranquilidad, apresuramientos que llevan al pecado y aún a la pobreza.

¿Por qué nos apresuramos?

Me apresuro en parte porque laboro bajo la falsa creencia de que «no tengo suficiente tiempo». La realidad es que tengo toda una eternidad por delante. Jesús me hizo eterno.

Sin embargo, vivimos una vida apresurada.

Una vida frenética

Soy una persona que está en recuperación.

Sí. Siempre fui un adicto a la prisa, aún cuando no me daba cuenta. Siempre obsesionado por llegar.

Si conducía en una autopista, siempre cambiando de carril, buscando la línea más rápida en el tráfico. Si conducía dentro de la ciudad, siempre apresurándome cuando me acercaba a un semáforo para asegurarme de pasar antes que la luz cambiase a amarilla.

En el mercado, apresurándome a buscar la línea más rápida, y en los estacionamientos siempre apresurándome cuando veía desde lejos un espacio para estacionarme —antes que alguien me lo ganara.

Te imaginas cómo me sentía cuando uno más listo que yo era más rápido y me ganaba ese espacio en el estacionamiento.

Creo que ya estoy curado de ese mal. Hace poco, estaba en mi auto, en un estacionamiento, cuando vi que un automóvil comenzaba a dar marcha atrás para retirarse. Yo estaba a unos metros, con las luces intermitentes puestas, listo para tomar ese espacio en cuanto él se retirara. En cuanto dicho automóvil salió de ese espacio, otro que venía de frente se me atravesó y a la fuerza me lo ganó. Lo más interesante es que me volteó a ver con una risa burlona, como diciendo: «Ha, te gané el espacio».

¿Qué cree usted que hice? Nada.

¿Qué cree usted que sentí? Sentí compasión. Vi a alguien atrapado por las garras de la prisa.

Como yo había sido un adicto a la prisa en el pasado, conozco el dolor que ésta inflige. Sentí compasión. Mi esposa venía conmigo en el auto y me dijo: «verdaderamente has cambiado».

Sí. En otro tiempo me hubiera enojado. Esta vez le dije a mi esposa: «Tenemos la bendición de no andar de prisa. Gracias a Dios».

La tecnología y el aceleramiento de la prisa

Se supone que la tecnología nos hace más productivos. Es decir, podemos hacer más cosas en menos tiempo y como resultado, tener más tiempo libre.

Sin embargo, el efecto de los avances tecnológicos es todo lo contrario.

Ahora tenemos más canales de televisión, más noticias, más entretenimiento, más juegos electrónicos, más estrés y más prisa. El tiempo no nos alcanza.

En el proceso de minimizar mi vida, he tenido que hacer algunas decisiones y ajustes en cuanto al uso de la tecnología. Por ejemplo. Todas las notificaciones están apagadas en mi teléfono, sean redes sociales o textos electrónicos. Solo reviso mi caja de correo electrónico una vez al día, en la computadora en mi oficina, y no tengo acceso a mis correos en el teléfono celular.

Es más, cuando salgo a caminar, dejo el teléfono celular en mi oficina, apagado.

No tenemos en casa televisión por cable. De hecho, veo muy poca televisión.

Hace poco tiempo, alguien tocó a la puerta de nuestro hogar. Era un vendedor de una compañía de televisión por cable.

Este me preguntó que cuál era la compañía que nos daba servicio de cable. Cuando le respondí que ninguna, no me quería creer.

Entonces me preguntó: «¿Qué hacen ustedes y sus hijos para entretenimiento?».

A lo cual respondí: «Leemos libros».

El vendedor se extrañó aun más. No podía entender que alguien esté fuera de esta carrera de ratas.

Más adelante en el libro le compartiré algunos ajustes prácticos que puede hacer para reducir los efectos de la prisa en su vida y por ende la ansiedad que ésta produce, pero antes quiero hablarle un poco más sobre estos efectos.

Daños de la prisa

Aparte de la ansiedad que produce la prisa, pues nos transporta al futuro, ésta además produce otros daños.

1- La prisa trae pobreza

> *...todo el que se apresura alocadamente,*
> *de cierto va a la pobreza. Proverbios 21:5*

La prisa te hace comprar cosas a crédito porque ésta es hermana de la gratificación instantánea.

Trabajando en conspiración con la codicia, ésta crea en ti ese sentimiento de: «Quiero tenerlo y ahora». Es más. En tu mente hasta llegas a justificar que necesitas algo que en realidad no es necesario.

La prisa te hace tomar decisiones de negocio apresuradamente. Sin consultar con Dios, sin escuchar a los expertos.

Crea en nosotros la ilusión de que estamos perdiendo el tiempo. Nos impulsa a querer cortar camino, a veces aún en nuestra educación, para que luego tomemos una responsabilidad para la que no estamos preparados.

Los agentes de ventas conocen esta debilidad humana, por eso es que en en las ventas existe la técnica conocida como «crear urgencia».

Te ofrecerán un descuento pero con la condición que debes comprar ese producto hoy.

Note que casi todos los especiales en tiendas tienen fecha de vencimiento.

La prisa es una buena aliada de los usureros y los comerciantes deshonestos, y tu pudieras ser víctima.

Una vez que realizas esa compra, ahora vendrá el estrés de «cómo pagarlo». Por eso vemos padres de familia que no pueden pasar tiempo con sus hijos pues están obligados a trabajar dos empleos para poder pagar las deudas.

2- La prisa produce desobediencia

El alma sin ciencia no es buena, Y aquel que se apresura con los pies, peca. Proverbios 19:2

La prisa no permite que escuches la voz de Dios. No puedes oir la voz de Dios cuando andas de prisa porque la prisa es la muerte de la oración.

La prisa es la muerte de la oración

Para oir la voz de Dios hay que hacer silencio y estar quietos.

Estad quietos, y conoced que yo soy Dios... Salmos 46:10

Cuando andas de prisa, no puedes encontrar el tiempo y la quietud para oir Su voz y colocarte en el centro de Su voluntad. Con una comunicación enfriada, es fácil tomar decisiones fuera de la voluntad de Dios y entrar en desobediencia.

Además, la prisa produce cansancio y el cansancio

produce desgastes, desilusión, de manera que es más fácil pecar.

3- La prisa incrementa el estrés

> Me pusieron a guardar las viñas;
> Y mi viña, que era mía, no guardé.
> Cantares 1:6

La prisa hace que cuides y resuelvas los problemas y asuntos de otros pero no los tuyos.

Ahí verás el caso del pastor que se desgasta aconsejando, ayudando y sirviendo a otros pero no tiene tiempo para sí mismo. Pronto llegará el desgaste.

4- La prisa decrece el gozo

Mientras más rápido voy, menos disfruto la vida.

> Mis días han sido más ligeros que un
> correo; Huyeron, y no vieron el bien.
> Job 9:25

De esto hablo más adelante. En cuanto a cómo el proceso es más importante que las metas.

5- La prisa me hace menos productivo

Contrario al pensamiento popular, «las multitareas no funcionan». A esto dedico también más tiempo más adelante en el libro.

Una característica de gente productiva es que se concentran en una tarea a la vez. Estos aprenden a llevar un ritmo de vida, descanso y trabajo.

> *Los planes bien pensados: ¡pura ganancia! Los planes apresurados: ¡puro fracaso! Prov 21:5 (NVI)*

Es decir, la planeación toma tiempo, pero a la larga produce más.

6- La prisa seca el amor

Las relaciones requieren tiempo. Si amas a alguien debes invertirle tiempo.

> *El amor es paciente... 1 Cor 13:4*

7- La prisa te hace infeliz

Si hay algo que ataca directamente a la felicidad, —que más Bíblicamente yo llamaría contentamiento—, es la prisa.

La prisa te roba tu paz interior. Siempre estás en el futuro. Pensando en lo que quieres obtener, a donde quieres llegar —esto es motivado por deseos y los muchos deseos quitan el contentamiento. Opuestamente a esto se encuentra el agradecimiento que está basado en lo que tengo ahora, en este momento, y esto directamente trae alegría y gozo.

> *Por lo tanto, no se angustien por el mañana, el cual tendrá sus propios afanes. Cada día tiene ya sus problemas.*
> *Mateo 6:34 (NVI)*

> *Sean vuestras costumbres sin avaricia, contentos con lo que tenéis ahora; porque él dijo: No te desampararé, ni te dejaré;*
> *Hebreos 13:5*

> *Así que, teniendo sustento y abrigo, estemos contentos con esto.*
> *1 Timoteo 6:8*

En los capítulos que siguen estaré —como dije anteriormente— enseñándote a cómo entrar y permanecer en un ritmo de paz. Cómo vivir en la paz que sobrepasa todo entendimiento lo cual derrotará y sacará la prisa de tu vida.

Luego compartiré algunos ajustes prácticos para mantenernos viviendo en paz y sin prisa.

11

Cómo ser libres de la prisa

El combustible de la ansiedad es la prisa. Es cuando nuestra mente y por consiguiente acciones se trasladan hacia el futuro.

Al comenzar a pensar cómo enfrentaremos los retos del futuro con los recursos que tenemos a la mano ahora en el presente, entonces entramos en la preocupación, el miedo, los cuales son manifestaciones de la ansiedad.

Lo contrario a la prisa es la paz, que también se manifiesta en forma de ecuanimidad, o tranquilidad.

Entonces si paz es lo que me librará de la prisa, mi principal tarea en este momento es conseguirla.

¿Cómo puedo entrar y permanecer en esa paz?

Cómo tener paz interna en un mundo de ruido, presiones, demandas y prisa.

Como seguidores de Jesús, todos entendemos el mensaje de salvación. Sabemos que por haber creído en Él, tenemos la seguridad de vida eterna. Sin embargo, vivimos vidas agitadas en el aquí y ahora, inundados con las presiones y preocupaciones de este mundo.

Siempre de prisa, nunca conformes, presionados, gastados, cansados...

¿Era ese el plan de Dios para nuestras vidas acá en este lado de la eternidad, o existe un camino mejor?

¿Podemos vivir una vida relajada, de contentamiento y tranquilidad mientras todavía estamos en esta tierra?

Yo quiero compartir con usted el mensaje que ha revolucionado totalmente mi manera de vivir, la manera de ver los problemas, cómo lidiar con las presiones del diario vivir y encontrar paz y tranquilidad en medio de todo.

Fui una persona muy agitada (los que me conocen por años lo pueden atestiguar). Fui muy exigente conmigo mismo, perfeccionista, siempre ocupado, sin tiempo para las cosas (que ahora sé) que verdaderamente importan, pero todo eso ha cambiado.

Te invito a caminar conmigo en esta jornada, aprendiendo a entender y recibir paz, de la manera que el Maestro lo diseñó para ti.

Comencemos por este texto:

> *Por nada estéis afanosos, sino sean conocidas vuestras peticiones delante de Dios en toda oración y ruego, con acción de gracias. Y la paz de Dios, que sobrepasa todo entendimiento, guardará vuestros corazones y vuestros pensamientos en Cristo Jesús.*
> *Filipenses 4:6,7*

La palabra «afanosos» se traduce «ansiosos» en otras traducciones de las Sagradas Escrituras.

La NTV dice: «No se preocupen por nada...» y la NKJV dice: "Be anxious for nothing..." que se traduciría: «Por nada estéis ansiosos...».

Si Dios te dice que «por nada estéis ansiosos», esto significa que es algo que se puede lograr. Dios no te va a pedir que hagas algo que no pudieras hacer.

Entonces, el texto, por sí, nos está diciendo que vivir sin ansiedad es algo que se puede alcanzar.

Luego, dice el texto que le lleves tu preocupación a Dios en oración, y que lo hagas «con agradecimiento». Dice así: «sino sean conocidas vuestras peticiones delante de Dios en toda oración y ruego, con acción de gracias».

Más adelante le hablaré del poder del agradecimiento. Pero por el momento tomemos el texto en la superficie. Dios nos está diciendo que le traigamos nuestras ansiedades a Él y luego nos da una promesa... «Y la paz de Dios, que sobrepasa todo entendimiento, guardará vuestros corazones y vuestros pensamientos en Cristo Jesús».

Básicamente el texto nos está diciendo que si traemos nuestras ansiedades a Dios en agradecimiento, Él nos va a dar una paz que no se puede explicar. Esa paz es sobrenatural.

¿Cómo lograr esa paz?

¿Estás listo?
Comencemos.

12

JESÚS: PRÍNCIPE DE PAZ

¿De dónde viene esa paz que nos ofrece Dios?
¿Tenemos algún ejemplo de esa paz?

Responderé a estas dos preguntas de manera que podamos tener una vista previa de lo que viene.

Comencemos por lo primero.

¿De dónde viene esa paz que nos ofrece Dios?

Paz prometida

Paz «en la tierra» fue anunciada antes del nacimiento del Mesías

A parte de traer salvación eterna a todo aquel que en Él cree, parte de la misión de Jesús en su ministerio fue traer paz.

El anunciamiento

Príncipe de paz profetizado

Isaías profetizó que el Mesías que vendría, parte de su nombre es «Príncipe de Paz».

> *Porque un niño nos es nacido, hijo nos es*
> *dado, y el principado sobre su hombro;*
> *y se llamará su nombre Admirable,*
> *Consejero, Dios Fuerte, Padre Eterno,*
> *Príncipe de Paz. Is 9:6*

Este anunciamiento nos dice que Paz es parte de su nombre y por ende la importancia de cuan entrelazado el mensaje de Paz está en Su misión.

El canto de los ángeles

En Lucas, capítulo 2 dice la Biblia que mientras unos pastores guardaban sus rebaños, se les apareció un ángel anunciándoles el nacimiento del Mesías. Dice también que repentinamente apareció con el ángel una multitud de las huestes celestiales, que alababan a Dios, y decían lo siguiente:

> *¡Gloria a Dios en las alturas, Y en la*
> *tierra paz, buena voluntad para con los*
> *hombres! Lc 2:14*

En el canto de los ángeles, paz es de nuevo anunciada ligada al nacimiento de Jesús. Es interesante ver que dice: "en la tierra paz".

Más adelante veremos que es la voluntad de Dios que tu camines en paz, en esta tierra. Es decir, el Señor no sólo nos dió promesa de vida eterna en el cielo, también hizo provisión para que vivamos en paz mientras estamos todavía en esta tierra.

Solo el Príncipe de Paz te puede dar paz

Leámos de nuevo la última parte del texto mencionado antes.

> *...y se llamará su nombre Admirable, Consejero, Dios Fuerte, Padre Eterno, Príncipe de Paz. Is 9:6b*

Ahora note cómo Pablo refiriéndose a Dios, dice: «Dios de paz» o «Señor de paz».

> *Y el Dios de paz aplastará en breve a Satanás bajo vuestros pies. La gracia de nuestro Señor Jesucristo sea con vosotros. Rom 16:20*

> *Y el mismo Señor de paz os dé siempre paz en toda manera. El Señor sea con todos vosotros. 2 Tes 3:16*

Jesús es el Príncipe de Paz y solo Él puede dar paz verdadera.

Ahora responderé a la segunda pregunta.

¿Tenemos algún ejemplo de esa paz?

La respuesta es: Sí.

El mejor ejemplo de una persona que caminó en perfecta paz y libre de prisa lo encontramos en la vida de Jesús.

Jesús sin prisa

Al comenzar su ministerio terrenal, (después de haber esperado por 30 años), su primer acto fue ir al desierto por 40 días. Es decir, Jesús no tenía prisa para entrar en el ministerio. Antes de ministrar, su prioridad principal era pasar tiempo con el Padre y esto lo vemos una y otra vez durante su vida. Jesús practicaba pasar largos tiempos de quietud, en oración y comunión con el Padre celestial.

Cuando comenzó su ministerio, podemos ver como sus hermanos le tentaron a que se apresurara a dar a conocer su ministerio, mas Jesús no salió de su calma.

> *...y le dijeron sus hermanos: Sal de aquí, y vete a Judea, para que también tus discípulos vean las obras que haces. Porque ninguno que procura darse a conocer hace algo en secreto. Si estas cosas haces, manifiéstate al mundo. Porque ni aun sus hermanos creían en él. Entonces Jesús les dijo: Mi tiempo aún no ha llegado, mas vuestro tiempo siempre está presto. Juan 7:3—6*

Note la prisa de sus hermanos. Note que en sus mentes era importante que Jesús se diese a conocer «ninguno que procura darse a conocer». Ellos estaban pensando en publicidad. Si fuera hoy en día, quizá hubieran dicho: «Imprime unos afiches, compra tiempo de anuncios en la radio, etc...».

La respuesta de Jesús: «Mi tiempo aún no ha llegado, mas vuestro tiempo siempre está presto». En otras palabras: «No estoy de prisa, pero ustedes siempre andan de prisa».

Jesús no tenía prisa en su camino a sanar a la hija de Jairo (Mr 5:22—23) o a su amigo Lázaro (Jn 11:1—43).

Tentado a apurarse

Las tentaciones contra Jesús en el desierto consistían en esencia en provocarle a darse prisa y conseguir por sí mismo lo que el Padre había prometido darle en su buen tiempo.

Veamos.

1- «Haz que estas piedras se conviertan en pan» (Lc 4:3,4).

En otras palabras: «Date prisa, come ahora, no esperes a completar el ayuno».

Esta es la tentación a apurarnos a conseguir provisión, cuando Dios es en realidad nuestro proveedor.

La respuesta de Jesús: «No sólo de pan vivirá el hombre, mas de toda palabra que sale de la boca de Dios». Es decir, la provisión viene de Dios.

2- «...le mostró... todos los reinos de la tierra y le dijo el diablo: a tí te daré toda esta potestad y la gloria de ellos...» (Lc 4:5,6).

En otras palabras: «No esperes a que completes tu obra y Dios Padre te de toda potestad». El diablo le estaba tentando a que se apresurara a recibir algo sin ir a la cruz, es decir, fuera del plan del Padre. ¿Qué le estaba ofreciendo? «toda potestad».

Jesús se resistió a esta tentación, y luego vemos que en el tiempo correcto Jesús recibió «toda potestad» de parte del Padre.

> *Y Jesús se acercó y les habló diciendo:*
> *Toda potestad me es dada en el cielo y*
> *en la tierra. Mt 28:18*

3- «Si eres hijo de Dios...» (Lc 4:9).

En otras palabras: «Apresúrate a probar quién eres».

Tu también puedes ser tentado a tratar de probar quién eres. Es una tentación a la prisa. Te saca de tu paz.

Mas adelante le hablaré de la libertad de no tener que demostrarle nada a nadie.

4- «A sus ángeles mandará acerca de ti, que te guarden» (Lc 4:10).

El diablo estaba tentando a Jesús para presionar a Dios Padre a guardar su promesa.

Nosotros no tenemos el derecho de exigir a Dios cuándo y cómo nos cumple promesas. Él es Soberano y cumple Sus promesas en Su tiempo y como Él quiere.

Como pudo leer, Jesús jamás pudo ser sacado de su calma.

Jesús era una persona ecuánime, calmado, tranquilo, sosegado.

Él es el tipo de persona que se acuesta a dormir en medio de una tempestad.

> *Y entrando él en la barca, sus discípulos le siguieron. Y he aquí que se levantó en el mar una tempestad tan grande que las olas cubrían la barca; pero él dormía.*
> *Mt 8:23,24*

Así te convertirás tú si decides caminar con Él y a su paso.

Cuando lee la historia de Pedro, el discípulo de Jesús, al principio de su caminar con El Maestro, usted se encuentra con un Pedro agitado, desesperado, impulsivo.

Este era el discípulo que siempre se apresuraba a responder cualquier pregunta —un hombre de poca paciencia.

Tal era así que cuando vinieron a prender a Jesús, Pedro sacó una espada y le cortó una oreja a uno de los soldados.

> *Entonces Simón Pedro, que tenía una espada, la desenvainó, e hirió al siervo del sumo sacerdote, y le cortó la oreja derecha. Y el siervo se llamaba Malco.*
> *Juan 18:10*

Sin embargo, un tiempo después vemos a un

Pedro transformado.

Después que el Señor fue quitado, Pedro comenzó a predicar y padeció gran persecución.

En una ocasión, Herodes echó mano a algunos de la iglesia para maltratarles. Y mató a espada a Jacobo, hermano de Juan. Luego prendió a Pedro y lo puso en la cárcel. También planeaba matarle después de la Pascua.

Y ¿qué hizo Pedro la noche antes, sabiendo que lo iban a matar en la mañana?

Pedro se acostó a dormir.

> *Y cuando Herodes le iba a sacar, aquella misma noche estaba Pedro durmiendo entre dos soldados, sujeto con dos cadenas, y los guardas delante de la puerta custodiaban la cárcel. Hch 12:6*

Este no es el mismo Pedro de antes. Este es un Pedro transformado, ecuánime, calmado —un Pedro que camina en paz.

De la misma manera que Jesús podía dormir durante la tempestad, este Pedro ya podía dormir, tranquilo, confiado, aunque se esperaba que al próximo día lo iban a matar de la misma manera que ya habían matado a Jacobo el hermano de Juan.

El libro de Los Hechos nos dice que Pedro fue rescatado por un ángel.

> *Y he aquí que se presentó un ángel del*

> *Señor, y una luz resplandeció en la*
> *cárcel; y tocando a Pedro en el costado,*
> *le despertó, diciendo: Levántate pronto.*
> *Y las cadenas se le cayeron de las*
> *manos. Hch 12:7*

Esto es lo que hace Dios. Él proveerá una salida si puedes estar tranquilo, en paz.

Estar en paz, sin prisa es algo que se aprende.

De la misma manera que Jesús caminó sobre la tierra en un ritmo de absoluta paz... y de la misma manera que Pedro anduvo en esa paz. Tu también puedes conseguirlo.

Tu puedes ser libre de la prisa que causa ansiedad y caminar en la paz que sobrepasa todo entendimiento.

13

ENTRANDO EN UN RITMO DE PAZ

Jesús nos entrega paz

La paz os dejo, mi paz os doy; yo no os la doy como el mundo la da. No se turbe vuestro corazón, ni tenga miedo.
Juan 14:27

En el versículo anterior, Jesús acaba de dar la promesa del Consolador diciendo que Éste era «el Espíritu Santo», a quien el Padre enviaría en su nombre a los creyentes. La misión del Espíritu Santo es consolar, ayudar, guiar a los creyentes una vez que Jesús fuera tomado.

Pero no sólo prometió Jesús que nos iba a dejar al Espíritu Santo cuando Él se hubiese ido, también dijo que nos dejaría «paz». Él dijo «la paz os dejo».

Paz es un regalo, un legado que Jesús nos dejó.

Esa paz que recibimos cuando recibimos el Espíritu Santo, que es el Espíritu de verdad que ahora habita en nosotros.

Entonces, paz debe ser una realidad que llena nuestras vidas, que nos abraza y nos inunda en medio que cualquier situación que podamos estar atravesando.

Note que esta paz que Jesús promete es una paz sobrenatural —no como el mundo la da.

El mundo te puede dar una paz temporal, la cual puedes obtener por medio de técnicas, estrategias, programas, etc... esta paz es pasajera y se desvanece.

La paz que Jesús dá es «completa» y duradera. Sobrepasa todo entendimiento.

> *Y la paz de Dios, que sobrepasa todo entendimiento, guardará vuestros corazones y vuestros pensamientos en Cristo Jesús. Filipenses 4:7*

Entonces paz es algo que ya nos ha sido entregado. Es nuestra. Jesús nos la dió.

A continuación le hablaré de cómo esa paz puede convertirse en un estilo de vida, cómo crecer en ella, y cómo multiplicarla.

¿Por donde comienzo?

Aunque el Señor ha provisto paz para tu vida, al igual que muchos otros beneficios de Su salvación, esto no significa que automáticamente es evidente en tu vida.

Hay que procurarla.

Paz es fruto del Espíritu. De la misma manera que Dios te ha entregado en ese fruto, amor, gozo, bondad...

esto no significa que automáticamente ya andas en ese fruto.

> *Mas el fruto del Espíritu es amor, gozo, paz, paciencia, benignidad, bondad, fe, mansedumbre, templanza; contra tales cosas no hay ley. Gálatas 5:22,23*

Amor, gozo, benignidad ya te han sido dadas, ahora tenemos que aprender a caminar en ello.

¿Cómo procurar esa paz?

Para tener días buenos (un buen futuro) necesitas buscar (procurar) la paz

> *Porque: El que quiere amar la vida Y ver días buenos, Refrene su lengua de mal, Y sus labios no hablen engaño; Apártese del mal, y haga el bien; Busque la paz, y sígala. 1 Pe 3:10,11*

> *Pues las Escrituras dicen: «Si quieres disfrutar de la vida y ver muchos días felices, refrena tu lengua de hablar el mal y tus labios de decir mentiras. Apártate del mal y haz el bien. Busca la paz y esfuérzate por mantenerla. 1 Pe 3:10,11 NTV*

Note que el texto dice que busques esa paz. Dice: «Busque la paz, y sígala».

La NTV dice: «Busca la paz y esfuérzate por mantenerla».

Esfuérzate por tenerla, es decir, que toma esfuerzo.

Necesitamos aprender y disciplinadamente crear hábitos. Un ritmo en el que continuamente caminemos en paz.

Paz puede ser multiplicada

Caminar en paz no sólo es algo que se aprende. Una vez que estemos ya caminando en un ritmo de paz, esa paz puede crecer en nosotros, también es algo que se multiplica.

¿Cómo se multiplica?

Veamos el texto.

> *Gracia y paz os sean multiplicadas, en el conocimiento de Dios y de nuestro Señor Jesús. 2 Pe 1:2*

La Reina Valera 1960 dice: «Gracia y paz os sean multiplicadas». Es decir, se multiplica. ¿Cómo se multiplica? El texto dice «en el conocimiento de Dios».

Se multiplica en su conocimiento.

Mientras más conocemos a Dios, más paz tenemos. Me gusta como lo traduce la NTV.

> *Que Dios les dé cada vez más gracia y*
> *paz a medida que crecen en el conoci-*
> *miento de Dios y de Jesús nuestro Señor.*
> *2 Pe 1:2 NTV*

Note que dice: «más gracia y paz a medida que crecen en el conocimiento de Dios...».

Entonces ¿cómo se mide la cantidad de paz que tenemos en nuestras vidas?

La medida es cómo «crecemos en el conocimiento de Dios y de Jesús nuestro Señor».

Ahí está la fórmula amado lector.

A medida que conocemos más a Dios, tenemos más paz. Al tener más paz, tenemos menor ansiedad.

Entonces podemos concluir que:

1- Paz se puede multiplicar.

2- Mientras más le conocemos a ÉL, más paz tenemos en nuestras vidas.

¿Cómo podemos conocerle más a Él y crecer en esa paz?

Fija en Jesús tus pensamientos (tu mente).

> *Tú guardarás en completa paz a aquel*
> *cuyo pensamiento en ti persevera;*
> *porque en ti ha confiado. Is 26:3*

> *¡Tú guardarás en perfecta paz a todos*
> *los que confían en ti; a todos los que*
> *concentran en ti sus pensamientos!*
> *Is 26:3 NTV*

Le dije al principio de este libro que la ansiedad ha sido en mi vida el medio que Dios ha usado para acercarme a Él.

Para mi, escudriñar las escrituras, fijar mis pensamientos en Jesús, no es un lujo —más bien es una necesidad.

Necesito que mi mente esté llena de Él todo el tiempo.

El texto anterior nos dice que si mi pensamiento persevera (está fijado) en Él, entonces Él me guardará en completa paz.

Amado lector, necesitas que tu mente esté en Dios. ¿Cómo es esto posible?

Por medio de la continua lectura de su palabra.

Los textos sagrados nos muestran el carácter de Dios. Es la manera en que podemos conocerle de cerca.

Tus pensamientos definen tus emociones

Por eso es la necesidad de continuamente renovar nuestro entendimiento.

Nuestra mente debe estar «ocupada» o «fijada» en Jesús.

No preocupados. La preocupación es resistencia y la resistencia empeora las cosas.

Mientras más pienses en el Señor, más paz tienes.

Ya que sigas la paz (le des prioridad), entonces tendrás bien, verás días buenos

Vuelve ahora en amistad con él, y

tendrás paz; Y por ello te vendrá bien.
Job 22:21

Estar en paz ahora, me quita el miedo del futuro

Considera al íntegro, y mira al justo; Porque hay un final dichoso para el hombre de paz. Salmo 37:37

Sean vuestras costumbres sin avaricia, contentos (o en paz) con lo que tenéis ahora; porque él dijo: No te desampararé, ni te dejaré, de manera que podemos decir confiadamente: El Señor es mi ayudador; no temeré Lo que me pueda hacer el hombre. Heb 13:5,6 (paréntesis mío).

Amado lector, con nuestros pensamientos permaneciendo fijados en Jesús, podemos vivir sumergidos en un ritmo de paz, abundando y creciendo en esa paz cada día más.

Esto trae a nosotros contentamiento, gozo continuo y nos libra del dragón de la prisa, nos libra del miedo al futuro, nos libra de la ansiedad.

PARTE 3.2 MATANDO A LOS OTROS DRAGONES

Ajustes Prácticos

MATANDO AL DRAGÓN DE LA PREOCUPACIÓN

Destruyendo el miedo de algo que no ha acontecido

14

El poder del ahora

Cuando hablo de estar en el presente, algunas personas piensan automáticamente en las religiones orientales. Piensan en el zen, el taoísmo y quizá en otras filosofías y disciplinas orientales.

La mayoría de los cristianos rechazarán todo lo que piensen que se relaciona con estas religiones, algunos por temor a caer de la sana doctrina, caer en el error, la idolatría, etc...

Sin embargo, hay principios de vida que fueron enseñados y practicados por el mismo Jesús, que en el fondo tienen algunas similitudes con las creencias de otras religiones y filosofías.

Hemos americanizado el cristianismo. Nuestro «evangelicalismo» ha formado un tipo de cristianismo, que ha hecho que todo lo que proviene de otras culturas sea malo, o al menos no seguro.

Hemos olvidado que el cristianismo vino del oriente —del medio oriente.

Será más fácil entender estos principios de vida cuando estudies los tiempos y la cultura en la que

Jesús fue criado y desarrolló su ministerio.

Además de eso, hay algunos principios de sabiduría de los que Jesús habló que existieron durante miles de años. Por supuesto, Jesús trajo esos principios a una nueva luz. Les trajo revelación y profundidad.

En este, nuestro viaje, los invito a explorar conmigo algunas de estas verdades. Creo que será bendecido y encontrará alegría en medio de las pruebas y los conflictos internos.

De vuelta a El poder del ahora.

Jesús dijo: No te preocupes por el mañana.

> *Así que, no os afanéis por el día de mañana, porque el día de mañana traerá su afán... Mateo 6:34*

Veámoslo en la Nueva Traducción Viviente:

> *Así que no se preocupen por el mañana, porque el día de mañana traerá sus propias preocupaciones. Los problemas del día de hoy son suficientes por hoy. Mateo 6:34*

No te afanes, o no te preocupes por el mañana.

Preocuparnos, o tener miedo de algo que no ha acontecido pudiera ser la misma definición de «ansiedad».

El diccionario de definiciones dice lo siguiente:

Ansiedad: El concepto de ansiedad tiene su origen en el término latino anxietas. Se trata de la condición de una persona que experimenta una conmoción, intranquilidad, nerviosismo o preocupación[11].

¿Preocupación por qué?

Por algo que no ha sucedido.

Es la anticipación con temor de algo que todavía no sucede.

Lisa Firestone Ph.D. dice que la ansiedad a menudo tiene que ver con el futuro. Ella dice: «Gran parte de nuestra ansiedad es impulsada por la anticipación. La vida nos alimenta una cantidad infinita de incertidumbre que puede incrementar nuestro estrés y ansiedad[12]».

El autor y pastor Wayne Muller, habla de los miembros de una tribu en Sur América.

El cuenta que cuando los miembros de esta tribu se trasladaban de un lugar a otro, estos marchaban por largas distancias y de pronto en cierto momento de la jornada todos de golpe se sentaban en el piso por un rato, y luego resumían su marcha[13].

Cuando se les preguntó por qué después de marchar ciertas distancias todos se paraban de repente, ellos respondieron: «Para esperar a nuestra alma».

Estos creían que cuando marchaban muy a prisa, el alma se quedaba atrás.

Muy interesante. Verdaderamente, esta creencia no tiene apoyo teológico, pero quizá indique lo que sucede cuando apresuramos nuestros pensamientos hacia el futuro.

Cuando nos salimos del presente, y nuestra mente comienza a indagar sobre las cosas que pudieran suceder en el futuro, ciertamente viene intranquilidad —e intranquilidad es una de las definiciones de ansiedad.

Misericordia para un día

La tentación de «preocuparnos por el futuro» puede ser una amenaza presente. Sin embargo, Dios te da nuevas misericordias cada día.

> *...porque nunca decayeron sus misericordias. Nuevas son cada mañana; grande es tu fidelidad. Lam 3:22,23*

Dios te da misericordia para hoy solamente. Por eso, si piensas en cómo enfrentarás mañana con los recursos que tienes hoy en tu mano, sólo te traerá preocupación[14].

Ya Dios te suplió para hoy. Da gracias. Mañana te dará una nueva misericordia.

Necesitamos confiar en «las misericordias de Dios» para hoy.

El futuro está fuera de tu control

Caminar por fe consiste en confiar en un Dios soberano.

Dios tiene control de todas las cosas. Él ha diseñado

aún la salida de tu problema (que está en el futuro) aun antes que el problema comience.

> ...*fiel es Dios, que no os dejará ser tentados más de lo que podéis resistir, sino que dará también juntamente con la tentación la salida, para que podáis soportar. 1 Corintios 10:13*

Note que dice esta traducción que la salida será dada junto con la tentación (en el griego la raíz de la palabra tentación, también se puede traducir prueba).

Es decir, aunque tú no veas la salida de la prueba en que estás, ya Dios la ordenó.

Entonces, no hay necesidad de preocuparnos por el futuro. Solamente tenemos hoy, y Dios nos da para hoy una nueva misericordia.

Conociendo esto, podemos amanecer cada día confiados, y sin la preocupación de mañana, sabiendo que Dios nos ha dado una nueva misericordia para este día.

Usted pudiera decir: «Eso es fácil para usted, y yo trato de no preocuparme por el futuro, pero no lo puede evitar, es algo que está fuera de mi control».

Tiene razón. De hecho, la ansiedad no es solamente preocupación mental, por eso, solamente un proceso mental o auto-asegúrate una verdad, es posible no sea suficiente para salir de la ansiedad por tan poderosa que sea esa verdad, porque en ocasiones, debajo de la ansiedad existen razones médicas. No está sólo en nuestra mente, sino en nuestra química. Inclusive pueden haber razones neurológicas.

Por eso no todas la soluciones son espirituales. En gran parte de los casos se necesita la ayuda médica.

Cuando hablo de buscar ayuda, no solamente me refiero a ayuda espiritual. Si es necesario buscar ayuda médica, no te detengas. Busca ayuda, toda la ayuda que necesites.

También, y aparte de la ayuda médica y profesional, yo creo que la palabra de Dios nos ayuda, a calmar nuestra alma y nuestros pensamiento y encontrar esperanza en medio del estrago.

Mi deseo y oración es que en medio de tu reto y lucha con la ansiedad, encuentres en esta el conducto que te lleva a más intimidad con Dios. Sí, se puede tener gran gozo y la presencia de Dios puede ser muy real en medio de la ansiedad.

MATANDO AL DRAGÓN DE LA PRESIÓN SOCIAL

Destruyendo el miedo al rechazo

15

NADA QUE DEMOSTRAR

En un capítulo anterior le mencioné la sabia frase que un día leí de R.T. Kendall[15] que dice así: «la mayor libertad es no tener nada que demostrar».

Los seres humanos tenemos la tendencia de «gastar dinero que no tenemos, comprando cosas que no necesitamos, para impresionar a personas a quienes no les interesa[16]».

Gastamos mucha energía, haciendo cosas para impresionar a los demás. Quizá para obtener reconocimiento, respeto o aceptación.

Algunas de esas cosas tienden a presionarnos mucho. Y, existe el miedo al rechazo. Que alguien pueda reírse o incluso criticar lo que nosotros podríamos ver como un logro. Imagínese el aumento de estrés y ansiedad que esto trae.

Trabajamos para perfeccionar las cosas, debido a los miedos mencionados anteriormente. Nos convertimos en perfeccionistas por miedo.

Entonces esa cosa, ese proyecto, cuando se completa, pasa desapercibido, no produjo los resultados esperados, elogios o incluso ingresos, y usted puede decepcionarse e incluso caer en depresión por un corto tiempo, pero al final, cuando el tiempo pasa y mira hacia atrás, se da cuenta de que todo ese tiempo y energía, la preocupación y el estrés que invirtió en ese proyecto no valió la pena.

Lo que intento decir con todo esto es que «podemos crear las condiciones perfectas para una ansiedad innecesaria».

Aprobación y aceptación

En realidad la única aprobación y aceptación que necesitamos es la que Dios nos puede dar, y Dios ya nos ha aceptado y aprobado tal como somos, antes que hagamos algo.

> *...sino que según fuimos aprobados por Dios para que se nos confiase el evangelio, así hablamos; no como para agradar a los hombres, sino a Dios...*
> *1 Tesalonicenses 2:4*

Si vives tratando de recibir la aprobación de los hombres jamás serás muy feliz. Toma mucha energía seguir tratando de buscar aceptación.

La única aceptación que realmente necesitamos es la de Dios, y ya Él «nos hizo aceptos en el Amado (Efesios 1:6)».

Cuando cambiamos nuestra perspectiva en esto, entonces haremos las cosas con las motivaciones correctas.

Ajuste práctico

Hacer un ajuste práctico en este caso podría significar que no tenemos que tomar todos los proyectos, y cuando decidimos tomar un proyecto, es una buena idea asegurarnos de hacerlo por las razones correctas. No porque queremos impresionar a otros, no porque queremos ganar reconocimiento o respeto.

16

OPTAR POR NO

Te dijeron que la mejor manera de vencer el miedo es enfrentarlo, ¿verdad?

Escuchas la frase «enfrenta tus temores».

Una vez vi un programa en la televisión, donde había un panel de personas con diferentes miedos. Una persona tenía miedo a las serpientes, otra tenía miedo a las ratas, y otra tenía miedo de saltar de un avión.

Luego, el psicólogo presentó algunos ejercicios en los que dijo haber liberado a todos haciéndolos enfrentar sus propios miedos.

Así que trajo una serpiente en una caja y convenció a las personas con miedo a las serpientes para que tocasen a la serpiente. En el proceso, le estaba diciendo a la persona, «piensa en positivo ... las serpientes son tus amigos», etc...

Hizo lo mismo con la persona que tenía miedo a las ratas, y luego llevó a la persona que tenía miedo de saltar de un avión a una aventura de paracaidismo, donde la persona con miedo saltó del avión con un paracaídas para enfrentar sus miedos.

No estoy seguro de que estas personas se hayan curado de sus miedos. No sé si ahora disfrutan tocar serpientes, ratas y saltar de aviones.

Pero tengo una idea.

¿Qué pasa si simplemente decides no tocar la serpiente, la rata o saltar del avión?

Quiero decir. ¿Necesitas andar tocando serpientes? ¿Con qué frecuencia entra usted en contacto con ratas? O, ¿cuáles son las posibilidades de que alguna vez tengas que saltar de un avión?

Sí. Hay temores que quizás tengas que enfrentar en la vida. Cosas que están obstruyendo tu desempeño laboral o, en gran medida, paralizando tu vida.

Es importante que obtengas ayuda y superes esos miedos. Pero al mismo tiempo, debo decirte que hay situaciones y cosas que causan ansiedad de las que simplemente puedes optar por no venir en contacto con ellas.

Y hay situaciones en las que puedes reducir las posibilidades de estar ansioso simplemente tomando algunas decisiones prácticas al respecto.

En algún momento en el pasado, me coloqué yo mismo en alguna situación que me generaba un alto nivel de ansiedad, donde simplemente me hubiera sido más fácil haber optado por no participar.

A veces simplemente decir que no es lo más sabio.

Esto es un consejo sencillo, pero que le puede librar de ansiedades innecesarias.

MATANDO AL DRAGÓN DE RENDIMIENTO

*Nuestra seguridad es completamente independiente
de nuestros logros*

1 7

Proceso en lugar de logros

Es mejor tomar un proyecto pensando en el proceso, y no tanto en los resultados u objetivos.

Siempre digo que «el proceso trae alegría, las metas traen ansiedad».

Verá, el proceso le llevará al mismo lugar. Sí, debe tener un final en mente (una visión de su producto final), pero no se preocupe demasiado por el final y tenga cuidado con los plazos autoimpuestos. Cuando se concentra en el proceso, llegará al producto final pero sin ansiedad ni estrés.

Posiblemente ya estemos saliendo de lo que fué una generación obsesionada con logros. En los últimos veinte o treinta años hubo un auge en la cantidad de libros y métodos en cuanto a cómo ponernos y conquistar metas, producir resultados, logros.

Esto ha sido parte del énfasis que la generación de los baby boomers puso en el área de producción y rendimiento.

Créame que yo vengo de ese trasfondo, y creo profundamente en trabajar arduamente y ser productivo.

La dedicación al trabajo es un valor saludable y bueno.

Sin embargo, estoy seguro que podemos lograr llegar al mismo fin deseado sin la presión y el estrés que producen algunos de los métodos que se enseñan en cuanto a conquistar metas y producir resultados.

El otro problema es que la presión que hemos puesto en producir resultados es tal, que en muchas ocasiones hemos ligado nuestra identidad a lo que producimos. En otras palabras, corremos el peligro de poder llegar a pensar que valemos lo que producimos.

La presión que nos autoimponemos de «producir» es un enemigo que roba la paz. Tu victoria está en «quien eres» no en «qué produces».

Nuestra identidad no debe reposar en lo que producimos o en el logro de nuestras metas.

Nuestra identidad reposa en el hecho de que Cristo está en nosotros, y ya estámos completos en Él. Nuestra seguridad es completamente independiente de nuestros logros.

> *...y vosotros estáis completos en él, que es la cabeza de todo principado y potestad. Colosenses 2:10*

18

CREA NUEVOS HÁBITOS

Yo creo que aunque sí es importante que tengamos visión clara en cuanto hacia dónde vamos, no debemos poner un énfasis desmedido en las metas*.

En lugar de metas, por qué no pensamos en sistemas, en hábitos, los cuales nos llevarán al mismo lugar con la diferencia que lo haremos sin presión y disfrutaremos más el proceso.

Permítame compartir con usted algunos pensamientos sobre por qué la práctica de crear buenos hábitos es importante para que vivamos una vida mejor, más sencilla y con mayor gozo.

Hábitos en lugar de metas

Establece hábitos en lugar de metas.

Si usted necesita perder 100 libras de peso, esto pudiera crearle mucha presión. ¿Por qué no nos concentramos en sólo perder una pocas libras por ahora?

Podríamos crear algunos hábitos saludables que

con el tiempo produzcan resultados.

Concéntrate en perder una libra y ya que has perdido esa libra, entonces celebra que has manejado bien ese nivel y continúa practicando ese nuevo hábito. Repite el proceso de perder una sola libra.

Pudiera ser un hábito que consiste en comer ciertos tipos de alimentos en lugar de otros, o el hábito de caminar largas distancias.

Mientras practicas este nuevo hábito, será más fácil y eventualmente cosecharás los buenos resultados sin estresarte, sin frustración y sin desánimo.

La idea de nuevos hábitos es no crear altas expectaciones, pero sí un buen ritmo.

«Altas expectaciones traen desánimo» si llegar a la meta comienza a parecer más lento que lo esperado.

Por eso yo digo: «Olvida las metas». Crea más bien un ritmo. Un proceso que te llevará al lugar deseado.

Verás que, mientras caminas por esa senda, comenzarás a amar el proceso.

No lo apures. Para y huele las flores, y antes de que te des cuenta habrás llegado a tu destino. Y arribarás feliz, lleno de gozo y listo para crear tu siguiente aventura.

Hábitos en lugar de resoluciones

Existe un parque cerca de donde vivo. Es interesante que cada año nuevo, los primeros días del año cuando salgo a hacer mi caminata de la mañana en los trillos que están detrás, veo a mucha gente corriendo alrededor del parque —un año pude contar más de 60 personas.

Lo más interesante es que ya para la segunda semana del año, ese número comienza a bajar, y para la tercera semana el número de entusiastas ha bajado a lo usual, o sea a cuatro o cinco corredores, que son los que corren en ese parque el resto del año.

¿Qué pasó con todos los más de sesenta corredores que venían al parque a correr los primeros días del año?

Bueno. Esos son los que comenzaron el año con una lista de nuevas resoluciones.

Es muy curioso ver lo rápido que la gente rompe esas resoluciones de año nuevo, sólo para caer en culpabilidad y desánimo.

Me gustaría mostrarle un camino más excelente.

Olvida las resoluciones de nuevo año. Olvida el ponerte altas metas.

¿Qué pasaría si diseñamos un sistema? Una costumbre. Un modo de vida donde el proceso es la meta.

En lugar de preocuparnos por alcanzar una meta, ¿por qué no nos enfocamos mejor en el gozo de con calma observar la vida alrededor nuestro mientras caminamos la senda de repetir una acción?

De eso se trata la ciencia de crear nuevos hábitos. Se trata de crear un ritmo que nos permita disfrutar la vida alrededor nuestro. Así, mientras nos enfocamos en la cosas que son importantes, aprendemos a separarnos de las distracciones que nos roban el gozo, la paz y el contentamiento.

Creando nuevos hábitos

Yo hablo en detalles en cuanto a cómo crear nuevos hábitos paso por paso en mi libro: *Create 3 New Habits* (inglés), pero quisiera aquí compartir unas palabras sobre el proceso de crear nuevos hábitos.

Sean hábitos referente a productividad, o hábitos saludables que mejoran nuestra vida espiritual, como por ejemplo, crear una vida de oración y continua reflexión en la palabra de Dios, o hábitos que mejoren nuestra salud física; todos consisten en el proceso de repetir disciplinas que con el tiempo se convierten en parte de nuestro ritmo diario.

La repetición de buenas disciplinas producen fruto apacible

> *Es verdad que ninguna disciplina al presente parece ser causa de gozo, sino de tristeza; pero después da fruto apacible de justicia a los que en ella han sido ejercitados. Hebreos 12:11*

*No digo que descarte las metas por completo. Me refiero a la atención desmedida que ponemos a las metas lo cual crea presión. Está bien saber a donde queremos llegar, pero que nuestra atención esté más en el proceso.

19

Sistemas

A lo que en el capítulo anterior llamé hábitos, en el área de productividad, llamaré «sistemas».

Si creamos hábitos que producen un ritmo de vida con gozo y libre de estrés en las diferentes áreas de nuestra vida personal, los mismos principios aplicarán a nuestra vida empresarial o laboral. En este capítulo mi misión es presentar algunos ajustes prácticos para minimizar la ansiedad en nuestra vida laboral.

Sistema: Aquello que se convierte en un mecanismo.

Permítame dar un ejemplo.

En América Latina, por años vi cómo después que concluíamos un evento evangelístico masivo, y entregábamos la lista de nuevos creyentes a los pastores, pocos de los que habían pasado al frente a recibir a Cristo quedaban realmente en las iglesias.

Con el tiempo nos dimos cuenta de que en realidad el problema no consistía en la disposición. Todos estaban dispuestos a hacer el trabajo de discipular a los nuevos creyentes y añadirlos a las iglesias, sin embargo, no sabían como. No existían precedentes, manuales, herramientas, etc... y por eso la mayor parte de las veces lo más que recibía un nuevo creyente era una llamada por teléfono y una invitación a la iglesia.

Evidentemente, esto no es suficiente. Las personas vienen a Cristo con graves problemas en sus vidas. Algunos tienen problemas familiares, otros problemas de trabajo, otros adicciones, y otros tienen el problema de que son buenos religiosos, y este último es peor que todos los problemas mencionados anteriormente.

Los miembros de las iglesias tenían buena intención, lo que se necesitaba era un sistema.

Como respuesta a esta necesidad, diseñamos el sistema de discipulado y seguimiento que hoy conocemos como transformación de ciudad.

Un método con el cual después de un festival, durante 12 semanas, los nuevos creyentes son visitados, atendidos específicamente conforme a sus necesidades individuales o de familia, y sistemáticamente enseñados sobre lo que significa estar en Cristo y ser ahora parte de la familia de Dios. Al final de las 12 semanas estos ya deben estar integrados a la vida de la iglesia, y continuarán como parte de un grupo de estudios bíblicos en casa o en algún lugar cerca de donde viven.

Productividad y ritmo de trabajo diario

Tengo claramente definido el fin de cada proyecto. Sin embargo, he creado la costumbre de dividir los proyectos en capítulos o partes pequeñas.

Solamente me concentro en esa parte pequeña, una vez lograda, celebro el haber conquistado ese nivel, entonces sigo hacia el próximo.

Lista de 3 cosas

Es importante tener escrito todo lo que queremos completar en un día, como parte de un proyecto grande.

Yo antes ponía todo en una lista, y era una lista larga, lo cual me creaba mucha ansiedad. Entonces creé un sistema.

Una lista diaria de solo tres cosas.

Esta lista corta me mantiene enfocado en algo que es alcanzable.

Todo lo otro lo paso a la lista general del proyecto, pero esa lista no tiene mi atención directa diaria. Mi atención está en la lista de tres cosas.

Cada vez que completo una de las cosas en la lista, me tomo unos minutos para celebrar. La celebración no es una fiesta (no se asuste), es sólo tomar unos minutos para hacer una pausa y reconocer en mi mente que he completado algo. Si es posible, salgo de la oficina y camino afuera por unos minutos, tomo agua, estiro mis pies, etc... Lo importante es hacer la pausa. Esto me da un sentido de logro, de realización y trae contentamiento.

Estos pequeños momentos de celebración, añaden gozo, me renuevan, y me permiten tomar lo que sigue en la lista descansado y sin presión.

Si termino las tres cosas en la lista de este día temprano y tengo tiempo entonces traslado algo de la lista general del proyecto, y lo hago sabiendo que no estoy obligado, pues ya tuve un día productivo.

20

Di NO a las multitareas

La idea de multitarea (multitasking) se ha convertido hoy en toda una práctica en los centros de trabajo; principalmente porque la información está viajando a gran velocidad y además en tiempo real recibimos comunicación desde diferentes plataformas como: correo electrónico, messenger, teléfono, celular, videoconferencias, fax, redes sociales, etc...

El término multitasking surge de la informática y se relaciona al momento en el que la CPU ejecuta de manera independiente 2 procesos diferentes. Tomando en cuenta esto, podemos decir que multitasking corresponde a la acción de realizar más de una tarea a la vez, siendo «eficientes» y «economizando tiempo».

Sin embargo, los seres humanos no fuimos diseñados para esto.

Paradójicamente a las ventajas profesionales que una persona puede tener por ser multitask, ésta puede acarrearle daños a su memoria y salud, sumado a la baja calidad que podría ofrecer en sus trabajos, debido a que, al estar haciendo varias actividades al mismo tiempo, ninguna de estas tareas se ejecuta con la atención debida.

Investigadores de la Universidad de California (UCLA) descubrieron que el comportamiento multitasking crea una lucha entre dos partes del cerebro.

Al realizar múltiples actividades, se da una batalla entre el hipocampo, que es el encargado de guardar y hacernos recordar información y el telencéfalo, que se encarga de las tareas repetitivas, dando como resultado que al ejecutar diversas tareas se tendrá mayor dificultad para recordar las cosas que se acaban de hacer.

Una persona que sobrecarga su cerebro automáticamente activa respuestas de estrés, libera adrenalina y mantiene al sistema nervioso en un estado de hipervigilancia, provocando problemas de salud y psicológicos.

Los padecimientos relacionados con el estrés y que algunas personas multitareas presentan son: insomnio, ansiedad, dolor de cabeza, gastritis, colitis, irritabilidad, mal humor, tensión muscular, entre otros.

¿Qué se puede hacer para evitar caer en este síndrome?

Desconéctate: Si estás en una reunión importante es imprescindible que te desconectes de cualquier dispositivo electrónico que pueda distraerte, procura enfocar tu atención únicamente en la junta y en el objetivo de ésta.

Yo he creado la costumbre de salir a caminar y dejar mi teléfono celular en la oficina. Sin teléfono, mi atención está en lo que está sucediendo a mi alrededor.

Estoy alerta y disfruto las maravillas de la creación. Tengo la oportunidad de prestar atención a las aves, a la frescura del pasto verde a los lados del camino, etc...

Establece prioridades: Haz una lista de todas las tareas que tengas que realizar y clasifica en importantes y menos importante. Comienza por las primeras. Recuerda la lista de tres cosas que mencioné anteriormente.

Haz una sola cosa a la vez: Recuerda que antes de comenzar con una tarea nueva es indispensable que hayas terminado la que estabas desarrollando antes. Es mejor terminar una actividad con calidad que hacer muchas a la vez y a medias.

Concéntrate: Procura estar alejado de todas las distracciones que puedes tener durante el día, si en tu empresa tienes acceso a las redes sociales, dedica espacios breves y específicos durante el día para revisarlas. Evita estar pendiente de todas las notificaciones que te llegan durante la jornada laboral.

21

BAJANDO LAS EXPECTATIVAS

Las altas expectativas crean ansiedad.

Cuando hablo de expectativas, algunos tienden a confundirse. Piensan que estoy diciendo que bajen su nivel de fe, o que dejen de creer por cosas grandes. Pero no es eso lo que estoy diciendo.

Verdaderamente necesitamos vivir por la fe.

> *Porque en el evangelio la justicia de Dios se revela por fe y para fe, como está escrito: Mas el justo por la fe vivirá.*
> *Rom 1:17*

Necesitamos creer a Dios por cosas grandes y buenas en nuestra vida.

Y también necesitamos fortalecer nuestra esperanza. De hecho, «depresión» se pudiera definir como «falta de esperanza».

Los milagros suceden cuando creemos que «para Dios no hay nada imposible», eso es fe, y cuando «esperamos» recibir algo de Él.

Esto lo vemos en el milagro del cojo en la puerta del templo, llamada la Hermosa.

> *Pedro y Juan subían juntos al templo a la hora novena, la de la oración. Y era traído un hombre cojo de nacimiento, a quien ponían cada día a la puerta del templo que se llama la Hermosa, para que pidiese limosna de los que entraban en el templo. Este, cuando vio a Pedro y a Juan que iban a entrar en el templo, les rogaba que le diesen limosna. Pedro, con Juan, fijando en él los ojos, le dijo: Míranos. Entonces él les estuvo atento, esperando recibir de ellos algo. Hch 3:1-5*

Note que dice el texto que el cojo estaba «esperando recibir de ellos algo».

Esta expectación es buena y es motivada por fe, que es «certeza de lo que se espera, la convicción de lo que no se ve (Hebreos 11:1)».

La expectación del cojo activó su fe, y esto junto a la fe de Pedro y Juan, produjo el milagro.

Dios responde a fe y todo milagro comienza con expectación.

Sin embargo cuando hablo de «expectativas», estoy refiriéndome a algo muy diferente.

Me refiero a las expectativas, a veces surrealistas que nos imponemos a nosotros mismos. A veces estas son motivadas por tratar de demostrar algo más allá de lo real cuando la inseguridad y el deseo de aceptación o reconocimiento nos impulsan.

A veces no se trata de nuestras expectaciones, sino de lo que otros esperan de nosotros. A esto se le pudiera llamar «presión social».

La presión de tener que conformarte a un standard.

Por ejemplo, creas un evento para promocionar un producto o impactar la vida de las personas en el caso de una iglesia o evento misionero. Inviertes tiempo y recursos, alquilas varias sillas o un auditorio con una cantidad específica de asientos. Lo promueves y compartes tu visión con los demás. A medida que se acerca la fecha del evento, aumenta la presión.

¿Qué pasa si no viene nadie? ¿Qué les digo a las personas que invirtieron en el proyecto?

A medida que se vincula el éxito del evento con la cantidad de personas que aparecerán (la respuesta), sus expectativas son altas y pueden ser irreales.

¿Qué sucede si no obtiene los resultados esperados?

Probablemente estarás desanimado, frustrado, triste y decepcionado. Eso sin contar la ansiedad que viviste los días previos al evento.

Mi amigo. Hay una mejor manera.

Baja las expectativas.

Eso no es falta de fe o visión. Sólo acepta que el resultado de todo lo que haces está realmente fuera de tu control.

Es mejor concentrarse sólo en el proceso, mejor si es algo que le encanta hacer. No aumente sus expectativas y no haga algo conforme a las expectativas que otros tienen de usted. Cuando se trata de personas, lo que dirán o pensarán, es más saludable no tener expectativas en absoluto.

Las consideraciones, opiniones, elogios o críticas futuras de las personas no deberían estar en la ecuación a la hora de diseñar un proyecto.

Cuando se trata de personas, tengo cero expectativas.

La aceptación, elogios o críticas de otros no son factores determinantes en el proceso de tomar decisiones en ningún proyecto que realizo.

Eso no significa que esté enojado con la gente.

No odies a las personas, porque sólo son humanos, todos enfocados en sus propios intereses.

Ama a todos y al mismo tiempo, no esperes nada, bueno o malo.

Si hay algunos buenos comentarios al final del proyecto, bueno, gracias. Si algunas sugerencias constructivas, bien. Si alguna crítica, está bien. No esperaba nada, así que no me afecta nada, positivo o negativo.

Cuando estás reposado en la voluntad de Dios y te mueves dentro de Su paz, un proyecto es algo que se disfruta. Los resultados finales están en las manos de Dios, y éxito no se mide conforme a la expectación de los hombres.

Noé predicó por 120 años y nadie le hizo caso. Al final sólo fue salvo él y su familia.

¿Se imagina que comienza usted una iglesia y después de 120 años pastoreando, los únicos miembros son 8 personas incluyéndose usted, y todos son familia?

Conforme a las expectaciones de los hombres quizá no haya tenido éxito, ¿pero qué conforme a Dios? ¿No tuvo éxito Noé?

Ciertamente es contado entre los héroes de la fe.

> *Por la fe Noé, cuando fue advertido por Dios acerca de cosas que aún no se veían, con temor preparó el arca en que su casa se salvase; y por esa fe condenó al mundo, y fue hecho heredero de la justicia que viene por la fe. Hebreos 11:7*

Elimine hoy toda expectativa que produce estrés y ansiedad en su vida. Camine en el ritmo de gracia y paz que Dios ha diseñado para usted. Eso produce gozo y tranquilidad de espíritu.

PARTE 4

DISCIPLINAS Y RITUALES

En esta cuarta y última parte de este libro, quisiera tomar principios y verdades que ya hemos tocado antes y aplicarlos al diario vivir.

Lejos del ruido, ¿cuál es el mínimo necesario de aquellos hábitos y prácticas, disciplinas y rituales que aplicados al caminar diario, me permiten permanecer en un ritmo de paz y contentamiento, libre de la prisa y los efectos de la ansiedad?

Estas son para mí las cosas más importantes.

22

La suma de todo

Examinadlo todo; retened lo bueno.
1 Tesalonicenses 5:21

Quizá mucha de las cosas que he escrito dentro de capítulos anteriores, no apliquen directamente a tu vida. Por ejemplo. Cosas que toqué en el área de rendimiento pueden ser muy útiles para personas ocupadas dentro de la empresa, en posiciones ejecutivas, o en personas que desarrollan algún tipo de labor creativa —profesiones donde existe mucho estrés y por ende altos niveles de ansiedad.

Puede que trabajes en una profesión donde estas cosas no aplican. Sin embargo hay presiones en la vida que nos afectan a casi todos, como proveer para una familia, criar hijos pequeños, cuidar a familiares ancianos o enfermos, etc...

Mi consejo entonces es que tomes los principios que aplican directamente tu vida, anótalos y medita en ello. Pon más atención a aquello que te puede ayudar.

Aparte de los consejos que son espirituales, para los cuáles cité textos Bíblicos, existen prácticas sencillas que pueden ayudar con la ansiedad, por ejemplo, hacer ejercicios, tener una saludable alimentación, dormir las horas necesarias, alejarme de personas conflictivas, etc...

A veces la suma de varios ajustes pequeños forman un solución, entonces prestemos atención a todas estas cosas, como dice Pablo: «Examinadlo todo; retened lo bueno».

Yo diría, retened la suma de todo lo bueno.

Ayuda profesional

En más de una ocasión durante el libro he dejado claro que estoy a favor de buscar ayuda profesional.

La ansiedad no es en todos el resultado de presiones o desajustes espirituales.

Muchas veces, nuestras emociones pueden haber sido dañadas de tal manera que necesitemos ayuda profesional —alguien capacitado que camine con nosotros y nos aconseje para ayudarnos a salir adelante.

Un profesional pudiera ser un psicólogo, un psiquiatra, o un terapista certificado.

Aparte de emociones dañadas, a veces la ansiedad puede tener razones químicas o genéticas.

A veces pueden haber desajustes en ciertas químicas en nuestras neuronas, o algo heredado de nuestros antepasados. De hecho, se han realizado estudios que indican que ciertos grupos que comparten ciertos tipos de ADN son más dados a la depresión y la ansiedad que otros[17][18][19].

Medicamentos

¿Está bien que un cristiano tome medicamentos para la ansiedad?

Aunque parezca ridículo, este tipo de preguntas todavía es hecha en conferencias y reuniones cristianas.

La respuesta es: Sí. Sí está bien que un cristiano tome medicamentos para la ansiedad, siempre que sean recetados por un Doctor especializado en esta rama de la medicina.

Por mucho tiempo ha existido un estigma en cuanto a las enfermedades de la mente.

Eso está cambiando rápidamente, pero es necesario que la duda sea aclarada aún aquí.

Conozco buenos cristianos —algunos aún ministros— que sirven a Dios y toman medicamentos para la ansiedad o la depresión. Estos llevan una vida normal en tranquilidad y gozo.

Claro que Dios te puede sanar sobrenaturalmente, pero Dios también usa a los médicos. Él es el creador de las plantas y sustancias que se usan para producir dichos medicamentos.

Entonces, si necesita buscar ayuda médica, hágalo.

Es la suma de todas las cosas que le pueden ayudar lo que al final hará la diferencia.

23

SIMPLICIDAD

De manera práctica, soy testigo de que una vida sencilla es buena medicina para la ansiedad.

Tener una vida congestionada de cosas, obligaciones, responsabilidades, compromisos, puede llegar a ser una vida tan agitada y estresada que se convierte directamente en una invitación a la ansiedad.

Hace un tiempo atrás, una señora me dijo que estaba muy estresada y tenía mucha ansiedad porque su ropero tenía tanta ropa y tantos zapatos que le costaba mucho trabajo encontrar algo cuando lo necesitaba.

La solución a ese problema es sencilla —le respondí. Seleccione las prendas de ropa y zapatos que verdaderamente necesita, apártelos —añadí— y regale todo lo otro.

Esto le causó mucho disgusto a la señora, pues quería retener todas las cosas.

Me recordó al joven rico (Lucas 18:18—25).

Este en una ocasión le preguntó a Jesús: «Maestro bueno, ¿qué haré para heredar la vida eterna?».

Jesús le dijo que guardara los mandamientos y el

joven le respondió: «Todo esto lo he guardado desde mi juventud». Entonces Jesús le dijo: «...vende todo lo que tienes, y dalo a los pobres, y tendrás tesoro en el cielo; y ven, sígueme».

¿Y cuál fue la respuesta?

Dice la Biblia: «Entonces él, oyendo esto, se puso muy triste, porque era muy rico».

A veces queremos retener y abarcar mucho. La avaricia nos hace que tengamos una vida llena de cosas que no nos hacen felices, por el contrario nos aumente el estrés y —como en el caso del joven rico— al final nos traigan mucha tristeza.

> *Hay quienes reparten, y les es añadido más; Y hay quienes retienen más de lo que es justo, pero vienen a pobreza.*
> *Proverbios 11:24*

Simplificar trae contentamiento

Cuando simplificas, no sólo experimentas el gozo de dar y bendecir a otros, a la vez recibes la paz de acumular menos.

> *Sean vuestras costumbres sin avaricia, contentos con lo que tenéis ahora; porque él dijo: No te desampararé, ni te dejaré...*
> *Hebreos 13:5*

Una vida despejada de cosas es una vida sencilla, donde tienes tiempo para lo que verdaderamente es importante.

En mi vida, el acto de simplificar todo ha sido un proceso que ha tomado tiempo.

Comencé por simplificar mi día de trabajo.

En tiempos anteriores, solía levantarme en la mañana con una inmensa lista de cosas que tenía que completar antes que el día terminara. Tenía que cumplir con compromisos a los que ya había dado mi palabra. Sabiendo el valor de cumplir con todo lo prometido, me esforzaba hasta el agotamiento para quedar bien.

Mi palabra hoy en día tiene el mismo valor. Si doy mi palabra en algún asunto, es seguro que la voy a cumplir —sigo creyendo que un hombre es tan bueno como su palabra. Entonces esto no ha cambiado en mi.

Lo que sí ha cambiado es que hoy en día me comprometo a menos cosas. He aprendido a decir que no.

Mejor es que no prometas, y no que prometas y no cumplas. Eclesiastés 5:5

Hoy en día, selecciono con mucho cuidado a qué le voy a dedicar mi tiempo. Qué batallas voy a pelear.

También tengo cuidado en cuanto a qué voy a poner en mi lista de tareas diarias. Anteriormente le hablé de mi lista de tres cosas.

No sólo agendo menos cosas en mi día de trabajo, también agendo mis recesos.

Cada vez que completo una tarea, grande o pequeña, me tomo un tiempo para celebrar. Me voy a caminar, tomar aire, sentarme debajo de un árbol por unos minutos.

De esta forma he creado un ritmo de descanso y trabajo que evita todo desgaste y mantiene mi mente refrescada y libre de presiones.

Mi filosofía de simplificar se ha extendido a otras áreas de mi vida.

Hoy en día simplifico mis alimentos. Digiero mucha menos cantidad de alimentos que antes, y pongo énfasis en la calidad —en cosas nutritivas.

Mi ropero está simplificado. No necesito tanta ropa.

En tiempos pasados, llegué a acumular una cantidad de corbatas y trajes. Muchas de estas corbatas y trajes fueron regalos. Hoy en día y por el hecho de que solo uso traje y corbata en ciertas ocasiones especiales, no me es necesario tener tantos.

He aprendido a regalar lo que a mi otros me regalan. Esto es práctico, pues puedo ser un canal de bendición para otros.

Mi manera de vivir se ha simplificado. Aún cuando estudio, trato de tomar conceptos complicados y simplificarlos, de manera que los pueda recordar fácilmente, y cuando los entrego a otros lo pueda hacer con claridad y sin enredos.

Si usted visita mi página de web, notará que aunque contiene una gran librería de recursos y contenido, el diseño y la navegación son simplificados con una estructura minimalista.

Pudiera seguir nombrando las áreas de mi vida que he logrado simplificar —quizá pudiera escribir un libro sólo de éstas— pero la idea central creo que usted ya la comprende.

Hay paz y contentamiento en la simplicidad.

> Pero gran ganancia es la piedad acompañada de contentamiento; porque nada hemos traído a este mundo, y sin duda nada podremos sacar. Así que, teniendo sustento y abrigo, estemos contentos con esto. 1 Timoteo 6:6—8

Me gusta este dicho del gran filósofo griego.

> Belleza de estilo y armonía y gracia y buen ritmo depende de simplicidad.
> —Platón

24

GRATITUD

La gratitud es la más sana de todas las emociones humanas. Cuanto más expreses gratitud por lo que tienes, más probabilidades hay de que tendrás más por lo cual expresar gratitud. —Zig Ziglar

Regresando al texto que ya mencioné anteriormente pero que dejé pendiente hablar de la última parte hasta este momento.

Por nada estéis afanosos, sino sean conocidas vuestras peticiones delante de Dios en toda oración y ruego, con acción de gracias. Filipenses 4:6

Como dije anteriormente, la palabra «afanosos» se traduce «ansiosos» en otras traducciones.

La NKJV dice: "Be anxious for nothing..." que se traduciría: «Por nada estéis ansiosos...».

Si Dios te dice que «por nada estéis ansiosos», esto significa que es algo que se puede lograr. Dios no te va a pedir que hagas algo que no pudieras hacer.

Entonces, vivir sin ansiedad es algo alcanzable.

Luego, dice el texto que le lleves tu preocupación a Dios en oración, y que lo hagas «con agradecimiento». Dice así: «sino sean conocidas vuestras peticiones delante de Dios en toda oración y ruego, con acción de gracias».

En el último capítulo hablaré más de la oración, pero quiero ahora tocar esta parte del texto que a menudo pasamos por alto.

Se nos hace fácil decirle a alguien que tiene necesidad «ponte a orar». Sin embargo, en este texto la oración no viene sola, viene acompañada de la gratitud, «sean conocidas vuestras peticiones delante de Dios en toda oración y ruego, con acción de gracias».

¿Qué es gratitud?

Primero debo decir que «la gratitud es algo que se practica».

De hecho la Biblia le llama: «Acción de gracias», lo que indica claramente que es una acción.

Note en Colosenses como Pablo otra vez liga la oración al agradecimiento.

Perseverad en la oración, velando en ella
con acción de gracias... Colosenses 4:2

Agradecimiento no es una opción o un lujo. La

palabra de Dios nos manda a que seamos agradecidos.

> *Y la paz de Dios gobierne en vuestros corazones, a la que asimismo fuisteis llamados en un solo cuerpo; y sed agradecidos. Colosenses 3:15*

¿Por qué la gratitud trae tranquilidad y contentamiento?

Aún los psicólogos dicen que gratitud y felicidad están conectados. A lo que ellos llaman felicidad, yo llamaría contentamiento.

George Keith Chesterton, (a menudo conocido como GK Chesterton) es un prolífico escritor, poeta y filósofo inglés que acuñó la frase: «Yo mantendría que dar gracias es la forma más elevada de pensamiento, y que la gratitud es felicidad maravillosamente duplicada[20]».

Chesterton toma la actitud de que agradecer o mostrar gratitud por lo que sea que esté haciendo es fundamental para ser feliz. Además, aprecia todo lo que tienes, o no tienes nada en absoluto. En resumen: no dé nada por sentado[21].

Esto es sencillo de explicar.

Cuando inviertes tiempo pensando en lo que no tienes y necesitas obtener, tu mente se traslada hacia el futuro, automáticamente levantando los niveles de estrés y ansiedad. Esto lleva a la angustia y el descontento.

Por otro lado, cuando practicas gratitud, le estás dando gracias a Dios por las cosas que ya tienes, lo que Él ya ha hecho en tu vida, por las cosas buenas que te rodean. Esto automáticamente te trae al presente, al estado donde «no necesitamos nada», un estado de contentamiento.

Practicando gratitud

Escribe todas aquellas cosas por las que estás agradecido.

Un experto mundial en la arena de todo lo relacionado a gratitud es el Dr. Robert Emmons, profesor de psicología en la Universidad de California, Davis.

En un estudio[22] en el año 2003, publicado en el Journal of Personality and Social Psychology, el Dr. Emmons y su colega Michael McCullough de la Universidad de Miami examinaron los efectos de escribir diarios de gratitud en casi 200 estudiantes universitarios.

Los estudiantes fueron divididos en tres grupos, y cada grupo escribió 10 diarios semanales enfocados en (1) gratitud (bendiciones), (2) molestias y disgustos, y (3) eventos neutrales.

A los del grupo de gratitud se les dijo:

«Hay muchas cosas en nuestras vidas, grandes y pequeñas, de las que podríamos estar agradecidos. Piensa en la semana pasada y escribe ... hasta cinco cosas en tu vida por las que estés agradecido».

Al final de las 10 semanas, los que se encontraban en la condición de gratitud informaron que se sentían más positivos acerca de sus vidas en general, más optimistas sobre la próxima semana, y pasaban más tiempo haciendo ejercicio.

Estos condujeron otros segundo y tercer estudios aumentando la frecuencia en que los participantes escribían.

Estos concluyeron que al los participantes centrarse en las bendiciones de la vida, esto redujo la preocupación y la angustia que mantienen a las personas despiertas por la noche.

En resumen, escribir diarios de gratitud suele ser beneficioso pase lo que pase.

Expresa las cosas por las que estás agradecido.

Una cosa es pensar algo, otra cosa es expresarlo.

En las mañanas temprano, acostumbro a tomar un tiempo para darle gracias a Dios por todo.

Le doy gracias a Dios por mi familia, la salud y las pruebas. También le doy gracias a Dios por la ciudad donde vivo.

Amo esta ciudad. He viajado intensamente nuestra América Latina, y me gustan muchas de las ciudades donde he estado, pero regresar a San Diego produce en mí un efecto muy especial.

Cuando estoy en San Diego, le doy gracias a Dios en voz alta. Si salgo con mi esposa en la mañana a algún asunto, al comenzar a conducir comienzo en voz alta a agradecer a Dios por este privilegio de vivir aquí.

Tengo la costumbre de parar todo lo que estoy haciendo durante el día y tomar tiempo para practicar gratitud. Aún por las cosas pequeñas. Si me tomo una taza de café, doy gracias. Si me siento por 5 minutos debajo de un árbol, doy gracias. Por el aire que respiro, por el paisaje, por tener el tiempo para hacerlo lo cual es una gran bendición.

Te insto a que practiques gratitud.

Si tienes unos minutos a la hora de la merienda, da gracias. Medita en todas las cosas que Dios ha hecho en tu vida. Da gracias por ese momento específicamente.

Verás que tus niveles de contentamiento van a subir.

Se agradecido por otros

Cuando somos agradecidos por otros, estamos dejando de pensar en nosotros. No sólo nos hace bien, también les hace bien a ellos —especialmente si les expresas lo agradecido que estás por sus vidas.

Mire como lo pratica Pablo.

> *Gracias doy a mi Dios siempre por vosotros, por la gracia de Dios que os fue dada en Cristo Jesús; 1 Corintios 1:4*

> *Primeramente doy gracias a mi Dios mediante Jesucristo con respecto a todos vosotros Romanos 1:8*

Gracias doy a mi Dios siempre por vosotros, por la gracia de Dios que os fue dada en Cristo Jesús 1 Corintios 1:4

...no ceso de dar gracias por vosotros, haciendo memoria de vosotros en mis oraciones Efesios 1:16

Doy gracias a mi Dios siempre que me acuerdo de vosotros Filipenses 1:3

Siempre orando por vosotros, damos gracias a Dios, Padre de nuestro Señor Jesucristo, Colosenses 1:3

Damos siempre gracias a Dios por todos vosotros, haciendo memoria de vosotros en nuestras oraciones... 1 Tesalonicenses 1:2

Doy gracias a mi Dios, haciendo siempre memoria de ti en mis oraciones... Filemón 1:4

25

LENTITUD DELIBERADA

Ya hablé anteriormente sobre la prisa y los daños que esta causa. Sin embargo en esta sección de disciplinas y rituales, y antes de concluir con este trabajo quiero dejarle algunos consejos prácticos que puede emplear mientras desarrolla una vida de paz en un ritmo de tranquilidad.

Wang Mingdao

En su libro, Faith That Endures[23], el escritor Ronald Boyd-MacMillan cuenta la historia de un número de conversaciones que tuvo con Wang Mingdao, un famoso perseguido pastor en la China del siglo pasado.

La primera vez que Ronald se encontró con el pastor Wand Mingdao, éste le preguntó: ¿Joven, cómo caminas con Dios?

El joven Ronald le respondió dándole una lista de disciplinas como el estudio Bíblico, la oración, etc... a lo que el famoso pastor chino replicó: «¡Respuesta incorrecta! —para caminar con Dios debes ir a ritmo de caminata».

En otra ocasión, Ronald preguntó a Wang Mingdao que cómo había podido soportar el haber estado prisionero en una celda durante 25 años por predicar a Cristo.

El pastor Wang le respondió diciendo:

«Una de las claves para mantener la fe de una iglesia perseguida es saber que Dios hace las cosas despacio».

En este mundo agitado, es quizá un poco difícil entender esto, pero Dios habita fuera de tiempo y espacio.

Pedro nos dice algo en este texto:

> *Mas, oh amados, no ignoréis esto: que para con el Señor un día es como mil años, y mil años como un día.*
> *2 Pedro 3:8*

A mi en lo personal me ha costado mucho decrecer el ritmo con que me desplazo y hago cosas.

Le doy gracias a Dios por los meses que tomó mi recuperación después de la cirugía —aunque no quisiera pasarlo otra vez. Fueron días lentos, en que no podía levantarme de la cama. En mi recámara lo único que podía hacer era orar y leer la palabra de Dios.

Esto, causó un efecto muy positivo en la manera en que veo las cosas a mi alrededor.

He aprendido a observar cómo todas las luchas son temporales mientras Dios y Su palabra son eternos; y eso me ha ayudado a tener una perspectiva eterna de las cosas.

Entonces ahora, ¿cómo podemos establecer un ritmo en el cual podamos tener contentamiento mientras cumplimos con las responsabilidades y demandas de la vida?

Aquí le van algunas ideas que le pueden ayudar.

1- Camina despacio. Sí. Literalmente.

Se que el pastor Wang Mingdao al referirse a caminar despacio, estaba hablando mucho más que la práctica de literalmente caminar despacio. Él se refería a todos los aspectos de la vida, incluyendo las veces que nuestras oraciones toman tiempo para ser respondidas. Hablaré de decrecer la velocidad en varias áreas de nuestra vida, pero puedo comenzar por hablarle de la práctica de caminar despacio —literalmente.

El fundador de Buffer, Leo Widrich[24], describe cómo practicar la lentitud deliberada en momentos de alto estrés produce sentimientos de felicidad y gratitud.

El dice:

> *Es muy simple. Eliges una ruta para caminar y caminas a la mitad de la velocidad que normalmente haces. Lo haces por 20 minutos.*
>
> *Hacer este ejercicio fue muy difícil para mí al principio. En un lugar tan ocupado como Hong Kong, donde todos corren por las calles, tienes muchos impulsos para acelerar de nuevo. Pero después de los*

primeros cinco minutos estaba bien y con buen ritmo.

Y después de esos cinco minutos, las cosas cambiaron mucho. Empecé a mirar a mi alrededor. Empecé a ver cosas que nunca había visto antes: pequeñas calles laterales donde la gente terminaba su día de trabajo, apilando cajas una encima de la otra, cargándolas en un camión sucio. Una mujer saluda a un hombre con una gran sonrisa, esperando que cruce la calle en una luz roja. Era una sonrisa diferente otra vez. Ese tipo de sonrisa cuando conoces a alguien que realmente te gusta está a solo unos segundos. Entonces vi a dos personas, ambas parecían haber comenzado su turno nocturno como guardias de seguridad, charlando y riéndose como si estuvieran en una fiesta.

Todo parecía diferente durante esos 20 minutos. Podía sentir que mi cabeza se volvía mucho más pesada y de repente más ligera. Como si cada paso me hiciera perder algunas libras.

Me sentí extremadamente feliz.

En mi experiencia personal esto ha sido un cambio bastante radical. Antes, siempre andaba de prisa.

Hoy mi paso es diferente. Yo en lo particular, me he acostumbrado a caminar largas distancias, y lo hago despacio. Temprano en la mañana o tarde en el día —preferiblemente a la puesta del sol. Dejo mi teléfono celular en la oficina para que mi paz no sea molestada.

Otra cosa que disfruto hacer hoy en día es ir al mercado con mi esposa. Antes era algo que detestaba. Si iba al mercado, siempre tenía la sensación de que estaba perdiendo el tiempo. Decía en mi mente «tengo cosas más importantes que hacer».

Hoy en día, para mi es una bendición ir al mercado, y lo disfruto. Me paro a conversar con el señor que está ahí acomodando las cajas de los tomates, o el que vende café en la otra esquina del mercado. Me tomo el tiempo de observar todo lo que se mueve a mi alrededor.

El resultado de moverme a este paso ha sido algo transformador para mi vida. Cuando regreso a mi oficina, mi mente está relajada. Estoy contento. Mis niveles de creatividad están altos y mis sentidos activados.

2- Practica hacer nada.

En diferentes momentos durante el día, intencionalmente me aparto de mi escritorio y dedico unos minutos a la inactividad.

Recuerdo la primera vez que intenté sentarme, quieto y en silencio durante 5 minutos. Era casi imposible. Mi corazón palpitaba, y el impulso de levantarme y ponerme a hacer algo era muy fuerte. Mi mente estaba viajando en muchas direcciones a gran velocidad.

Con el tiempo he logrado crecer en esta práctica. Yo le llamo «sitting» que se traduciría «estar sentado».

Cuando estoy sentado en la quietud, a veces cierro mis ojos y escucho todos los sonidos a mi alrededor.

Cuando regreso a mi escritorio, mi mente está tranquila, despejada.

> *Quédate quieto en la presencia del Señor, y espera con paciencia a que él actúe... Salmos 37:7 (NTV).*

3- *Tómate un café sin propósito.*

Antes, si me iba a tomar un café o un té con alguien era porque tenía algún asunto que resolver. Alguna cuestión de organización, planificación, negocios, etc...

Es decir, la idea de ir a tomar un café, no era por el café en sí, sino porque tenía otra cosa que hacer.

Las cosas han cambiado. Hoy, deliberadamente voy a tomarme un café, solo por el hecho de ir a tomarme el café. No hay otra agenda, no existe otro plan.

Es increíble la paz que esto produce en mí —aunque está comprobado que la cafeína altera— por lo que (si este es tu caso) no tiene que ser café, puede ser una limonada o un té natural.

Lo importante es la acción de no tener otra cosa en la agenda.

A veces voy solo al puestecito de café que está cerca de mi casa. Pido una taza de expresso (recuerde que soy Cubano) y me siento por unos minutos a saborear esa taza y observar el mundo alrededor.

A veces voy con mi esposa o algún amigo. Tomamos café, conversamos sobre algo que no tenga importancia.

Hace poco tiempo invité a un amigo a tomar un café. Después de estar sentados y platicar sobre cosas sin importancia (que en realidad sí son importantes —cómo está la familia, los nietos, etc...), él me dijo" «Bueno, ¿cual es el asunto... para qué me citaste?». Me dió risa, y le respondí: «Para nada, solo para tomarnos un café». Su rostro estaba extrañado. Esto no es usual, pero le gustó la idea.

Amado lector, tomate el tiempo para ver a tu alrededor, disfruta el olor de las flores. La vida pasa muy rápido y puede ser muy agitada, si no prestas atención habrá pasado y no la vimos pasar.

4- Observa lentamente.

Los cielos cuentan la gloria de Dios, Y el firmamento anuncia la obra de sus manos. Salmos 19:1

Dios quiere hablarte, y va a usar diferentes medios. La pregunta es: ¿Tienes tiempo para detenerte a escuchar?

Recuerdo hace muchos años atrás, cuando era un joven misionero, que viajabamos mi esposa y yo con un equipo de hermanos y una carpa en la que sosteníamos campañas evangelísticas.

Un día estaba muy nublado, las nubes se veían con un color gris oscuro. Estaban cargadas de agua. No sabíamos si quitar la carpa (para protegerla del mal tiempo) o dejarla.

Quitar una carpa de 10 torres no es un trabajo

sencillo. No sabía que hacer.

Estuve observando a las nubes y noté que el viento venía del norte. Inmediatamente vino a mi memoria este texto:

> *El viento del norte ahuyenta la lluvia...*
> *Proverbios 25:23*

Ahí estaba la respuesta. Aunque las nubes se veían grises y cargadas de agua, el viento venía del norte. Ya Dios había establecido en su palabra que «el viento del norte ahuyenta la lluvia».

En ese momento le dije al equipo: «No es necesario hacer nada. No va a llover. No habrá mal tiempo». Así fue. Un rato después el cielo estaba despejado, el viento se había llevado las nubes.

Quizá ese sea un ejemplo sencillo, pero creo que cuando observamos la vida alrededor nuestro, Dios nos habla, además trae paz y contentamiento a nuestras vidas.

Hay paz cuando contemplamos la creación y todo lo que Dios ha creado.

De hecho, la palabra «contemplación» es muy usada por los monjes Benedictinos. Estos practican largas horas el estar en silencio.

La oración contemplativa ha sido practicada por siglos en la tradiciones cristianas del Oriente y Occidente[25].

Hablaré específicamente sobre la oración en el próximo y último capítulo de este libro, pero por el momento sólo quiero hacer notar la práctica de observar y la paz que resulta de ello.

Por lo regular cuando andamos de prisa, no ponemos atención a los detalles alrededor nuestro.

Usted se sube en su auto con la prisa y la meta de llegar al lugar de destino. Ese viaje se convierte en uno estresado y de ansiedad. La desesperación por llegar.

No se si le ha acontecido que llegó en su auto al lugar a donde iba, y entonces se detiene a pensar y no puede recordar por qué carretera vino.

Es lo mismo con el trabajo. Estamos tan enfocados en lo que queremos completar, que no lo disfrutamos.

Por eso le dije anteriormente que no se enfoque en las metas pero sí en el proceso. Si tu mente está en el proceso, eventualmente vas a llegar al lugar de destino, pero llegarás más feliz.

Esto es importante y reduce ansiedad.

Mi consejo es: «Observa el camino, la vida alrededor, presta atención a los detalles, disfruta parar y tomar un receso. Observa la vida y hazlo lentamente». Te aseguro que tendrás más contentamiento.

26

LECTURA Y ORACIÓN

Cuando hablamos de disciplinas cristianas siempre incluimos leer la Biblia y orar. Este es el sermón que más oímos de la boca del pastor. Ora y lee la Biblia.

Sin embargo hay mucho que hablar sobre el tema y mucho que aprender en cuanto a cómo la lectura y la oración son bálsamos para la ansiedad.

La lectura

Mire lo que Pablo le aconseja a su hijo espiritual.

> *Entre tanto que voy, ocúpate en la lectura, la exhortación y la enseñanza.*
> *1 Timoteo 4:13*

Ocúpate de la lectura —antes que de la exhortación y la enseñanza.

La exhortación se pudiera interpretar como la predicación inspiracional. Aquél que cuando habla motiva, inspira y mueve a otros.

La enseñanza tiene más que ver con la exégesis que involucra una interpretación crítica y completa de un texto.

Antes de poder predicar o enseñar, Pablo aconseja a Timoteo que se ocupe de la lectura.

Entonces (como dije antes), si paz puede ser multiplicada por medio del conocimiento de Dios (2 Pedro 1:2). La manera más perfecta de conocer a Dios y por ende multiplicar nuestra paz, es por medio de leer lo que Él dice en Su palabra.

Hay métodos que podemos adoptar en nuestra costumbre de leer la Biblia.

Por ejemplo. La *Asociación Billy Graham* aconseja el siguiente método[26]:

- En primer lugar, lea cada día un capítulo del evangelio de Juan. El libro de Juan es el cuarto libro del Nuevo Testamento y le ayudará a comprender lo que Jesús hizo por nosotros y las razones por las que debemos creer en Él. (La Biblia, por lo general, tiene un índice de libros).
- En segundo lugar, lea el libro de los Hechos donde se registra la emocionante historia de cómo los primeros discípulos de Jesucristo le hablaron a otros de su muerte y resurrección.
- En tercer lugar, lea las cartas que los apóstoles de Jesucristo escribieron a los primeros seguidores, los cuales eran nuevos en la fe. Estas cartas abarcan desde el libro de Romanos hasta 3 de Juan.
- Y en cuarto lugar, regrese y lea uno de los otros tres evangelios: Mateo, Marcos o Lucas.

Aunque este consejo parece estar enfocado más a nuevos creyentes, puede ser muy útil.

Existen varios métodos para leer la Biblia. No soy muy partidario de los métodos de leer la Biblia en un año. Para nuevos creyentes pudiera convertirse en una especie de obligación —una imposición con la que se tiene que cumplir— y no creo que sea este el enfoque correcto.

Además, estarías leyendo el Antiguo Testamento antes de comprender bien de qué se trata el Nuevo Pacto, y estoy pudiera producir en nuevos creyentes una confusión entre ley y gracia.

Yo aconsejaría que comience por el Nuevo Testamento.

El Nuevo Testamento encarna y engulle todo lo que estaba en el Antiguo Testamento. Resume el contenido del Antiguo Testamento y nos lleva a la plenitud de la revelación de Dios a la humanidad. Entonces debes pasar más tiempo estudiando el Nuevo Testamento porque explica el Antiguo Testamento.

No se sienta presionado por completar cierta cantidad de textos. Avance a su propio paso. Lo importante es asimilar lo que está leyendo.

Presento una guía de lectura al final del libro[27]. Sin embargo, usted puede con el tiempo ir desarrollando su propio sistema.

Ver suplemento: Guia para leer la Biblia.

La oración

Dejé el tema de la oración para lo último porque creo que es el más importante de todos.

Como el Señor en la bodas de Caná. El mejor vino para lo último (Jn 2:1—10).

Regresemos al texto.

> *Por nada estéis afanosos, sino sean conocidas vuestras peticiones delante de Dios en toda oración y ruego, con acción de gracias. Filipenses 4:6*

Esto es lo primero y lo más importante. Traerle nuestra ansiedad a Dios en oración. ¿Por qué?

Porque Él ha prometido que tendrá cuidado de nosotros.

> *...echando toda vuestra ansiedad sobre él, porque él tiene cuidado de vosotros. 1 Pedro 5:7*

Él ha prometido que tendrá cuidado de nosotros, entonces lo que está de nuestra parte es traer nuestra ansiedad a Él.

Pero no paremos ahí.

Hagamos de la oración una práctica continua, diaria, de manera que podamos permanecer en un ritmo de comunión con Dios.

¿Cómo podemos hacer esto?

Aunque Dios te escucha, aún cuando haces una oración corta —y es importante hacer oraciones cortas— cuando conduces tu auto, cuando caminas, a la hora de tu receso en el trabajo, etc... también es importante crear la disciplina de apartar un tiempo sólo para la oración, en un lugar donde hay quietud.

Yo creo que la quietud y el silencio son importantes para hablar con Dios y para que Él nos hable.

¿Cómo se comunica Dios con nosotros?

Dios se comunica con su pueblo de muchas maneras: Su palabra, el Espíritu Santo (Juan 14: 15-31), sueños (Génesis 37), visiones (Génesis 15), su voz (Éxodo 4), una zarza ardiente (Éxodo 3), un burro parlante (Números 22), y a través de Sus mensajeros los ángeles (Lucas 1).

Pedro, Pablo y Juan tuvieron experiencias personales de oración:

- La visión de Pedro descrita en Hechos 10: 9-16
- Pablo relata haber sido llevado al tercer cielo (2 Corintios 12: 2-4)
- La experiencia de Juan que nos trajo el último libro de la Biblia (Apocalipsis 1:9)

Quizá la forma en que escuchamos de Dios es menos importante que la idea de que Él se comunica con nosotros a través de Su palabra y otros medios. Las experiencias fuera de la Biblia deben ser probadas contra lo que sabemos de Su carácter y lo que se afirma en Su palabra. Si el mensaje entra en conflicto con Su palabra o carácter, el mensaje no es de Dios.

> *Jesucristo es el mismo ayer, hoy y siempre... Hebreos 13:8*

La oración junto a la meditación Bíblica

El autor y pastor Tim Keller[28] defiende la oración con meditación entrecruzando teología, experiencia y oración. Keller dice: «La mediación bíblica significa primero pensar tu teología, trabajar en tu teología y orar tu teología». Continúa diciendo que si haces esas cosas, «tu teología se entrelazará con tu experiencia».

¿Cómo orar y meditar Bíblicamente?

Comienza por la lectura meditativa

1- Encuentra un lugar tranquilo y cómodo para leer y orar, un lugar libre de interrupciones o distracciones. Tal como lo hizo Jesús cuando se retiró de las multitudes para orar (Marcos 1:35).

> *Mas tú, cuando ores, entra en tu aposento, y cerrada la puerta, ora a tu Padre que está en secreto; y tu Padre que ve en lo secreto te recompensará en público. Mateo 6:6*

2- Elige el contenido, pasaje o capítulo de la Biblia donde estás estudiando y alimenta tu alma con la palabra que estás leyendo. Usa tu concordancia para encontrar versículos similares o que se relacionan. Aplica lo que lees preguntando: «¿Cómo aplica este texto a mi vida o situación?».

> *Escudriñad las Escrituras; porque a vosotros os parece que en ellas tenéis la vida eterna; y ellas son las que dan testimonio de mí... Juan 5:39*

3- Léelo, piensa y reflexiona, despacio y con calma.

> *Estudia constantemente este libro de instrucción. Medita en él de día y de noche para asegurarte de obedecer todo lo que allí está escrito. Solamente entonces prosperarás y te irá bien en todo lo que hagas. Josué 1:8 (NTV)*

Habla con Dios

4- Habla con Dios en tus propias palabras, sencillamente. No uses vanas repeticiones.

> *Y orando, no uséis vanas repeticiones...*
> *Mateo 6:7*

5- Ora en el nombre de Jesús.

> *Y todo lo que pidiereis al Padre en mi*

nombre, lo haré, para que el Padre sea glorificado en el Hijo. Juan 14:13

6- Ora con humildad en el conocimiento de quién es Dios y quién eres tú.

Y cuando ores, no seas como los hipócritas; porque ellos aman el orar en pie en las sinagogas y en las esquinas de las calles, para ser vistos de los hombres... Mateo 6:5

7- Expresa en tu oración agradecimiento. Ora con acción de gracias.

Entrad por sus puertas con acción de gracias... Salmos 100:4

...en toda oración y ruego, con acción de gracias. Filipenses 4:6

8- Permite que lo que lees pase de la cabeza al corazón.

Quédate quieto, haz silencio, sólo sé. Espera.

Guarda silencio ante Jehová, y espera en él. Salmos 37:7

Recuerda que la escrituras revelan a Jesús. En tu tiempo de oración y meditación en su palabra, Jesús es el centro.

Mantén tu mente y pensamientos en Jesús. Él te

guarda en completa paz cuando tu mente está en Él.

> *Tú guardarás en completa paz a aquel cuyo pensamiento en ti persevera; porque en ti ha confiado. Isaías 26:3*

A medida que practicas la oración en tu diario vivir, notarás una transformación en tu vida. Su paz —que sobrepasa todo entendimiento te cubrirá más y más.

Vemos de nuevo el orden.

> *Por nada estéis afanosos, sino sean conocidas vuestras peticiones delante de Dios en toda oración y ruego, con acción de gracias. Y la paz de Dios, que sobrepasa todo entendimiento, guardará vuestros corazones y vuestros pensamientos en Cristo Jesús. Filipenses 4:6,7*

Ese es el orden. En lugar de quedarnos en ansiedad, hagamos conocer nuestras peticiones delante de Dios en toda oración y ruego, con agradecimiento. Entonces Él promete que la paz que sobrepasa todo entendimiento guardará tu corazón.

En esa paz, no hay preocupación que te pueda disturbar. En medio de esa paz desaparece el miedo. Es una paz sobrenatural, que quizá no se pueda explicar, pero es real.

Como dije anteriormente, Dios ha usado la ansiedad para acercarme a Él y poder conocerle mejor —cada día más.

Es mi oración que tu lucha con la ansiedad haya servido para traerte aquí, a los pies de la cruz. Donde Jesus te ha estado esperando con los brazos abiertos para tomar todas tus cargas y darte paz y contentamiento.

Recuerda sus palabras.

> *...porque mi yugo es fácil, y ligera mi carga. Mateo 11:30*

Notas:

1. R. T. Kendall «la mayor libertad es no tener nada que demostrar».

R. T. Kendall: Total Forgiveness, Totally Forgiving Ourselves, Totally Forgiving God. ISBN: 9781473682603 John Murray Press, 2018.

2. Más del 85% de lo que nos preocupan, nunca sucederán. En un estudio, el 85% de lo que preocupaba a los sujetos nunca sucedió, y con del 15% que sucedió, el 79% de los sujetos descubrió que podían manejar la dificultad mejor de lo esperado, o la dificultad les enseñó una lección que vale la pena aprender. Esto significa que el 97% de lo que te preocupa no es mucho más que una mente temerosa que te castiga con exageraciones y percepciones erróneas.

Joseph Goewey, Thought Attacks Cause Heart Attacks. https://donjosephgoewey.com/thought-attacks-cause-heart-attacks/ (Capturado Febrero 14, 2020).

3. Michel de Montaigne. Escritor y filosofo frances. 1533—1592.

https://www.britannica.com/biography/Michel-de-Montaigne (Capturado Febrero 14, 2020).

4. La Pirámide de Maslow.

La escala de las necesidades de Maslow se describe a menudo como una pirámide que consta de cinco niveles: los cuatro primeros niveles pueden ser agrupados como «necesidades de déficit (primordiales); al nivel superior lo denominó «autorrealización», «motivación de crecimiento», o «necesidad de ser». "La diferencia estriba en que mientras las necesidades de déficit pueden ser satisfechas, la necesidad de ser es una fuerza impelente continua".

La idea básica de esta jerarquía es que las necesidades más altas ocupan nuestra atención sólo cuando se han satisfecho las necesidades inferiores de la pirámide. Las fuerzas de crecimiento dan lugar a un movimiento ascendente en la jerarquía, mientras que las fuerzas regresivas empujan las necesidades prepotentes hacia abajo en la jerarquía.

Referencias: La Pirámide de Maslow.

24 May 2012 por Katherine Carolina Acosta Oviedo https://www.eoi.es/blogs/ katherinecarolinaacosta/2012/05/24/la-piramide-de-maslow/ (Capturado Enero 30, 2020).

5. Pirámide de Maslow Pablo Sevilla Arias https://economipedia.com/definiciones/piramide-de-maslow.html (Capturado Enero 30, 2019).

6. Las 7 necesidades humanas básicas en las que se enfocan los negocios exitosos.

La clave para tener un negocio exitoso es entender el concepto de necesidades personales: las tuyas y las de tus clientes. *https://www.entrepreneur.com/article/338382 (Capturado Enero 30, 2020).*

7. *En el marco del desarrollo a escala humana ideado por Manfred Max-Neef, Antonio Elizalde y Martin Hopenhayn, las necesidades humanas se abordan desde una ontológica (propia de la condición del ser humano), siendo pocas, finitas y bien clasificables (a diferencia de la idea económica convencional que defiende que son infinitas e insaciables).*

https://es.wikipedia.org/wiki/Necesidades_humanas_fundamentales (Capturado Enero 30, 2020).

8. *Aunque la depresión no siempre conduce a la soledad, sentirse solo a menudo es un predictor de depresión un año o incluso dos años después, y ciertamente conduce a la tristeza, dice el Dr. Hawkley. Liberarse de sentimientos de aislamiento por la depresión es parte del proceso de sanidad.*

Dealing With Depression and Loneliness. By Madeline R. Vann, MPH. Medically Reviewed by Pat F. Bass III, MD, MPH. https://www.everydayhealth.com/hs/major-depression/depression-feeling-lonely/ (Capturado Febrero 3, 2020).

9. *"The secret to living is giving" —Tony Robbins, MONEY Master the Game: 7 Simple Steps to Financial Freedom p. 588.*

10. *The Life You've Always Wanted: Spiritual Disciplines For Ordinary People. Christian Large Print; Large Print edition (January 20, 2006) ISBN: 978-1594150838.*

11. *Definición de ansiedad. https://definicion.de/ansiedad/ (Capturado Enero 24, 2020).*

12. *5 Truths about Anxiety to Help You Stay Present. To stop anxiety, we have to stop our minds from time traveling. Lisa Firestone Ph.D. https://www.psychologytoday.com/us/blog/compassion-matters/201807/5-truths-about-anxiety-*

help-you-stay-present *(Capturado Febrero 14, 2020)*.

13. Wayne Muller, *Sabbath* (New York: Batam Books, 1999), p. 70.

14. *Mercy for Today* by John Piper Sacado de Solid Joy Daily Devotionals by John Piper Devotional for April 16 © 2015 Desiring God.

15. R. T. Kendall «la mayor libertad es no tener nada que demostrar».

R. T. Kendall: *Total Forgiveness, Totally Forgiving Ourselves, Totally Forgiving God*. ISBN: 9781473682603 John Murray Press, 2018.

16. Frase inspirada por un artículo publicado en 1928 por Robert Quillen. Originalmente:

«*Americanism: Using money you haven't earned to buy things you don't need to impress people you don't like.*» 1928 June 4, The Detroit Free Press, Paragraphs by Robert Quillen, Quote Page 6, Column 4, Detroit, Michigan. *(Newspapers_com)*.

17. Genetics Factors in Major Depression Disease. Maria Shadrina, Elena A. Bondarenko,* and Petr A. Slominsky *https://www.ncbi.nlm.nih.gov/pmc/articles/PMC6065213/ (Capturado Febrero 11, 2020)*.

18. Genes and Treatment for Depression and Anxiety
Doctor Daniel Pine estimates that approximately 30-50% of the risk for anxiety and depression is genetic. Genetic treatments are an exciting area of research currently. *https://dnalc.cshl.edu/view/2293-Genes-and-Treatment-for-Depression-and-Anxiety.html (Capturado Febrero 11, 2020)*.

19. Major Depression and Genetics
By: Douglas F. Levinson, M.D., Walter E. Nichols, M.D. Professor in the School of Medicine.
Department of Psychiatry and Behavioral Sciences *http://med.stanford.edu/depressiongenetics/mddandgenes.html (Capturado Febrero 11, 2020)*.

20. Sacasas, 2010. *The Science and Research on Gratitude and Happiness. Erika Stoerkel, MSc. https://positivepsychology.com/gratitude-happiness-research/ (Capturado Febrero 12, 2020).*

21. Taylor, 2014. *The Science and Research on Gratitude and Happiness. Erika Stoerkel, MSc. https://positivepsychology.com/gratitude-happiness-research/ (Capturado Febrero 12, 2020).*

22. *How Gratitude Leads to a Happier Life: The benefits of being grateful and how to harness them. Melanie Greenberg Ph.D https://www.psychologytoday.com/us/blog/the-mindful-self-express/201511/how-gratitude-leads-happier-life (Capturado Febrero 12, 2020).*

23. *Ronald Boyd-MacMillan, Faith That Endures (Grand Rapids: Revell, 2006), pp. 306-9.*

24. *Slowing Down. Leo Widrich 9/13/12 https://lifehacker.com/slowing-down-5942908 (Capturado Febrero 13, 2020).*

25. *Christian contemplation. https://en.wikipedia.org/wiki/Christian_contemplation (Capturado Febrero 13, 2020).*

26. *Como Leer y Entender la Biblia March 27, 2019 https://billygraham.org/espanol/como-leer-y-entender-la-biblia/ (Capturado Febrero 13, 2020).*

27. *Recursos disponibles » Guía para leer la Biblia.*
(ver suplemento - Guia para leer la Biblia.)

28. *Keller on Quiet Times, Mysticism, and the Priceless Payoff of Prayer. October 21, 2014*
https://www.thegospelcoalition.org/article/tim-keller-on-prayer/ (Capturado Febrero 13, 2020).

29. *Varios detalles en la carta nos hace pensar que Pablo pudo haber sido el autor. La referencia a Timoteo, destinatario de dos de las epístolas atribuidas Pablo, hacia el final de la carta, hizo pensar que su autor era Pablo de Tarso, o al menos alguien de su círculo de colaboradores:*

«Sabed que ha sido puesto en libertad nuestro hermano Timoteo, en cuya compañía, si viniere pronto, os he de ver... Hebreos 13:23». La expresión «os saludan los de Italia», se ha relacionado con la cautividad de Pablo en Roma. Gracias a Eusebio de Cesarea (Hist. Eccl., VI, xiv, n. 2-4; xxv, n. 11-14) se sabe que en las iglesias orientales se aceptó la idea de la autoría paulina. Orígenes pensaba que procedían de Pablo las ideas teológicas de la carta. Las comparaciones entre ley y gracia (el antiguo culto y nuevo pacto) van en orden con la revelación y doctrina paulina.

GUIA PARA LEER LA BIBLIA

Como dije anteriormente, yo aconsejaría que comience por el Nuevo Testamento.

El Nuevo Testamento resume el contenido del Antiguo Testamento y nos lleva a la plenitud de la revelación de Dios a la humanidad. Entonces debes pasar más tiempo estudiando el Nuevo Testamento porque explica el Antiguo Testamento.

No se sienta presionado por completar cierta cantidad de textos. Avance a su propio paso. Lo importante es asimilar lo que está leyendo.

Sugerencias que pueden ayudar

1- Lea cada pasaje que está estudiando despacio, una y otra vez si es necesario, hasta que llene su mente. Le sugiero que mientras lee, anote los temas principales en una tarjeta u hoja de papel. Al regresar a ese pasaje, lea sus notas para refrescar su mente. Pronto sabrá de memoria los puntos principales de todo lo que lee.

2- Empiece por 1ra de Juan. Es corta —sólo 5 capítulos. Esta le dará una comprensión básica sobre el perdón, además del carácter y el amor de Dios.

La puede dividir por días y completarla en 5 días.

1) 1 Juan 1
2) 1 Juan 2
3) 1 Juan 3
4) 1 Juan 4
5) 1 Juan 5

3- Cuando termine de leer 1ra de Juan, vaya a un libro grande en el Nuevo Testamento. El evangelio de Juan es una buena opción puesto que ya se ha familiarizado con el estilo de escritura del apóstol Juan. Aquí le doy una guía para leerlo en 40 días. Al final de esos 40 días habrá dominado el contenido del evangelio de Juan. Si le toma más tiempo, está bien. No hay prisa. Lo importante es comprender lo que está leyendo.

Esta puede ser una guía para leer el evangelio de Juan dividiéndolo en 40 días.

1) Juan 1:1-18	15) Juan 7:1-24	29) Juan 13:21-38
2) Juan 1:19-34	16) Juan 7:25-52	30) Juan 14:1-14
3) Juan 1:35-51	17) Juan 8:1-20	31) Juan 14:15-31
4) Juan 2	18) Juan 8:21-47	32) Juan 15:1-16:4
5) Juan 3:1-21	19) Juan 8:48-59	33) Juan 16:4-33
6) Juan 3:22-36	20) Juan 9:1-23	34) Juan 17
7) Juan 4:1-26	21) Juan 9:24-41	35) Juan 18:1-18
8) Juan 4:27-42	22) Juan 10:1-21	36) Juan 18:19-27
9) Juan 4:43-54	23) Juan 10:22-42	37) Juan 18:28-19:16
10) Juan 5:1-18	24) Juan 11:1-27	38) Juan 19:17-42
11) Juan 5:19-47	25) Juan 11:28-57	39) Juan 20
12) Juan 6:1-24	26) Juan 12:1-26	40) Juan 21
13) Juan 6:25-59	27) Juan 12:27-50	
14) Juan 6:60-71	28) Juan 13:1-20	

4- Ya que ha completado 1ra de Juan y el evangelio de Juan, tendrá una comprensión más amplia sobre el amor y carácter de Dios así como un trasfondo histórico sobre la vida de Jesús.

Entonces le recomiendo leer el libro de Los Hechos. Este le dará la historia de la fundación y extendimiento del cristianismo. Comenzará a familiarizarse con la labor de Pablo entre los gentiles y esto le preparará para entrar en sus epístolas. Lea detenidamente, sin prisa, tomando notas, no importa el tiempo que le tome.

Esta puede ser una guía para leer el libro de Los Hechos dividiéndolo en 45 días.

1) Hechos 1	17) Hechos 10:34-48	33) Hechos 20:1-16
2) Hechos 2:1-13	18) Hechos 11:1-18	34) Hechos 20:17-38
3) Hechos 2:14-47	19) Hechos 11:19-30	35) Hechos 21:1-36
4) Hechos 3	20) Hechos 12	36)Hechos
5) Hechos 4:1-22	21) Hechos 13:1-25	21:37-22:29
6) Hechos 4:23-37	22) Hechos 13:26-52	37) Hechos
7) Hechos 5:1-16	23) Hechos 14	22:30-23:22
8) Hechos 5:17-42	24) Hechos 15:1-21	38) Hechos 23:23-24:9
9) Hechos 6	25) Hechos 15:22-41	39) Hechos 24:10-27
10) Hechos 7:1-22	26) Hechos 16:1-15	40) Hechos 25
11) Hechos 7:23-8:1	27) Hechos 16:16-40	41) Hechos 26:1-18
12) Hechos 8:2-25	28) Hechos 17:1-15	42) Hechos 26:19-32
13) Hechos 8:26-40	29) Hechos 17:16-34	43) Hechos 27:1-12
14) Hechos 9:1-25	30) Hechos 18	44) Hechos 27) 13-44
15) Hechos 9:26-43	31) Hechos 19:1-20	45) Hechos 28
16) Hechos 10:1-33	32) Hechos 19:21-41	

5- Al completar el libro de Los Hechos, usted estará listo para comenzar a leer los escritos de Pablo y entender el Nuevo Pacto.

Sugiero leer las epístolas de Pablo en el siguiente orden.

Leer Romanos en 19 días

1) Romanos 1:1-15	8) Romanos 7	15) Romanos 13
2) Romanos 1:16-32	9) Romanos 8	16) Romanos 14
3) Romanos 2:1-3:8	10) Romanos 9:1-29	17) Romanos 15:1-13
4) Romanos 3:9-31	11) Romanos 9:30-10:21	18) Romanos 15:14-33
5) Romanos 4	12) Romanos 11:1-24	19) Romanos 16
6) Romanos 5	13) Romanos 11:25-36	
7) Romanos 6	14) Romanos 12	

1ra y 2da a Corintios en 32 días

1) 1 Corintios 1:1-17	9) 1 Corintios 7:25-40	17) 1 Corintios 14:1-25
2) 1 Corintios 1:18-31	10) 1 Corintios 8	18) 1 Corintios 14:26-40
3) 1 Corintios 2	11) 1 Corintios 9	19) 1 Corintios 15:1-34
4) 1 Corintios 3	12) 1 Corintios 10	20) 1 Corintios 15:35-58
5) 1 Corintios 4	13) 1 Corintios 11:1-16	21) 1 Corintios 16
6) 1 Corintios 5	14) 1 Corintios 11:17-34	22) 2 Corintios 1:1-2:4
7) 1 Corintios 6	15) 1 Corintios 12	23) 2 Corintios 2:5-3:18
8) 1 Corintios 7:1-24	16) 1 Corintios 13	24) 2 Corintios 4:1-5:10

25) 2 Corintios 5:11-6:13
26) 2 Corintios 6:14-7:16
27) 2 Corintios 8
28) 2 Corintios 9
29) 2 Corintios 10
30) 2 Corintios 11
31) 2 Corintios 12
32) 2 Corintios 13

Gálatas en 8 días

1) Gálatas 1
2) Gálatas 2
3) Gálatas 3:1-20
4) Gálatas 3:21-4:20
5) Gálatas 4:21-31
6) Gálatas 5:1-15
7) Gálatas 5:16-26
8) Gálatas 6

Efesios en 8 días

1) Efesios 1
2) Efesios 2
3) Efesios 3
4) Efesios 4:1-16
5) Efesios 4:17-32
6) Efesios 5:1-20
7) Efesios 5:21-33
8) Efesios 6

Filipenses en 6 días

1) Filipenses 1:1-11

2) Filipenses 1:12-30
3) Filipenses 2:1-11
4) Filipenses 2:12-30
5) Filipenses 3
6) Filipenses 4

Colosenses en 4 días

1) Colosenses 1:1-23
2) Colosenses 1:24-2:19
3) Colosenses 2:20-3:17
4) Colosenses 3:18-4:18

1ra y 2da a Tesalonicenses en 8 días

1) 1 Tes 1
2) 1 Tes 2:1-16
3) 1 Tes 2:17-3:13
4) 1 Tes 4
5) 1 Tes 5
6) 2 Tes 1
7) 2 Tes 2
8) 2 Tes 3

1ra y 2da a Timoteo en 10 días

1) 1 Timoteo 1
2) 1 Timoteo 2
3) 1 Timoteo 3
4) 1 Timoteo 4
5) 1 Timoteo 5:1-20

6) 1 Timoteo 5:21-6:21
7) 2 Timoteo 1
8) 2 Timoteo 2
9) 2 Timoteo 3
10) 2 Timoteo 4

Tito en 3 días

1) Tito 1
2) Tito 2
3) Tito 3

Filemón en un día

1) Filemón

Hebreos en 14 días

1) Hebreos 1
2) Hebreos 2
3) Hebreos 3:1-4:13
4) Hebreos 4:14-6:12
5) Hebreos 6:13-20
6) Hebreos 7
7) Hebreos 8
8) Hebreos 9:1-22
9) Hebreos 9:23-10:18
10) Hebreos 10:19-39
11) Hebreos 11:1-21
12) Hebreos 11:22-40
13) Hebreos 12
14) Hebreos 13

Ya, al haber completado Hebreos, usted ha cubierto todas las cartas de Pablo, a lo que algunos llamamos «El Apostolado» (Gálatas 2:8, Romanos 1:5). En realidad, Hebreos no afirma abiertamente quién es el autor. Me inclino al igual que otros a creer que Pablo la escribió[29].

¿Qué sigue?

Usted puede ahora comenzar a leer otros libros de la Biblia como la carta de Santiago, las cartas de Pedro y las otras cartas de Juan, también los evangelios de Mateo, Lucas y Marcos; y el Apocalipsis. Luego le daré un orden de historias del Antiguo Testamento.

Aquí le sugiero un orden.

Santiago en 5 días

1) Santiago 1
2) Santiago 2
3) Santiago 3
4) Santiago 4
5) Santiago 5

1ra y 2da de Pedro en 8 días

1) 1 Pedro 1
2) 1 Pedro 2
3) 1 Pedro 3
4) 1 Pedro 4
5) 1 Pedro 5
6) 2 Pedro 1
7) 2 Pedro 2
8) 2 Pedro 3

1ra, 2da y 3ra de Juan en 7 días

(Aunque ya leyó 1ra de Juan al principio, recomiendo leerla otra vez para conservar el orden).

1) 1 Juan 1
2) 1 Juan 2
3) 1 Juan 3
4) 1 Juan 4
5) 1 Juan 5
6) 2 Juan
7) 3 Juan

Judas en un día

1) Judas

Mateo en 49 días

1) Mateo 1
2) Mateo 2
3) Mateo 3
4) Mateo 4
5) Mateo 5:1-20
6) Mateo 5:21-48
7) Mateo 6:1-18
8) Mateo 6:19-34
9) Mateo 7
10) Mateo 8:1-22
11) Mateo 8:23-34
12) Mateo 9:1-17
13) Mateo 9:18-38
14) Mateo 10:1-25
15) Mateo 10:26-42
16) Mateo 11:1-19
17) Mateo 11:20-30
18) Mateo 12:1-21
19) Mateo 12:22-50
20) Mateo 13:1-23
21) Mateo 13:24-58
22) Mateo 14:1-21
23) Mateo 14:22-36
24) Mateo 15:1-20
25) Mateo 15:21-39
26) Mateo 16
27) Mateo 17
28) Mateo 18:1-17
29) Mateo 18:18-35
30) Mateo 19:1-15
31) Mateo 19:16-30
32) Mateo 20:1-16
33) Mateo 20:17-34
34) Mateo 21:1-27
35) Mateo 21:28-46
36) Mateo 22:1-22
37) Mateo 22:23-46
38) Mateo 23:1-12
39) Mateo 23:13:39
40) Mateo 24:1-31
41) Mateo 24:32-51
42) Mateo 25:1-30
43) Mateo 25:31-46
44) Mateo 26:1-25
45) Mateo 26:26-46
46) Mateo 26:47-75
47) Mateo 27:1-31
48) Mateo 27:32-66
49) Mateo 28

Lucas en 45 días

1) Lucas 1:1-25
2) Lucas 1:26-56

3) Lucas 1:57-80

4) Lucas 2:1-20

5) Lucas 2:21-52

6) Lucas 3:1-20

7) Lucas 3:21-38

8) Lucas 4:1-30

9) Lucas 4:31-44

10) Lucas 5:1-26

11) Lucas 5:27-39

12) Lucas 6:1-26

13) Lucas 6:27-49

14) Lucas 7:1-17

15) Lucas 7:18-50

16) Lucas 8:1-25

17) Lucas 8:26-56

18) Lucas 9:1-27

19) Lucas 9:28-62

20) Lucas 10:1-20

21) Lucas 10:21-42

22) Lucas 11:1-28

23) Lucas 11:29-54

24) Lucas 12:1-31

25) Lucas 12:32-59

26) Lucas 13:1-17

27) Lucas 13:18-35

28) Lucas 14:1-24

29) Lucas 14:25-35

30) Lucas 15

31) Lucas 16

32) Lucas 17

33) Lucas 18:11-17

34) Lucas 18:18-43

35) Lucas 19:1-27

36) Lucas 19:28-48

37) Lucas 20:1-26

38) Lucas 20:27-47

39) Lucas 21

40) Lucas 22:1-38

41) Lucas 22:39-71

42) Lucas 23:1-25

43) Lucas 23:26-56

44) Lucas 24:1-12

45) Lucas 24:13-53

Marcos en 29 días

1) Marcos 1:1-20

2) Marcos 1:21-45

3) Marcos 2

4) Marcos 3:1-19

5) Marcos 3:20-35

6) Marcos 4 1-20

7) Marcos 4:21-41

8) Marcos 5:1-20

9) Marcos 5:21-43

10) Marcos 6:1-29

11) Marcos 6:30-56

12) Marcos 7:1-13

13) Marcos 7:14-37

14) Marcos 8:1-21

15) Marcos 8:22-9:1

16) Marcos 9:2-50

17) Marcos 10:1-31

18) Marcos 10:32-52

19) Marcos 11:1-14

20) Marcos 11:15-33

21) Marcos 12:1-27

22) Marcos 12:28-44

23) Marcos 13:1-13

24) Marcos 13:14-37

25) Marcos 14:1-31

26) Marcos 14:32-72

27) Marcos 15:1-20

28) Marcos 15:21-47

29) Marcos 16

Apocalipsis en 21 días

1) Apocalipsis 1

2) Apocalipsis 2

3) Apocalipsis 3

4) Apocalipsis 4

5) Apocalipsis 5

6) Apocalipsis 6

7) Apocalipsis 7

8) Apocalipsis 8

9) Apocalipsis 9

10) Apocalipsis 10

11) Apocalipsis 11

12) Apocalipsis 12

13) Apocalipsis 13

14) Apocalipsis 14

15) Apocalipsis 15

16) Apocalipsis 16

17) Apocalipsis 17

18) Apocalipsis 18

19) Apocalipsis 19

20) Apocalipsis 20

21) Apocalipsis 21-22

Antiguo Testamento

Proverbios

Antes de leer el Antiguo Testamento texto por texto, yo recomiendo primero leer el libro de Proverbios en 31 días. Proverbios tiene 31 capítulos, por lo que se puede leer un capítulo por cada día del mes. Esto se puede convertir en una costumbre que puede seguir practicando mientras continúa leyendo otros libros de la Biblia.

Historias

Yo recomiendo leer primero las historias del Antiguo Testamento y así irse familiarizando con los personajes. Ya después, puede leer todo libro por libro. Recuerde que el Antiguo Testamento se lee a la luz del Nuevo Pacto, pues Cristo es el centro de toda la Biblia. Presento aquí historias del Antiguo Testamento para ser leídas durante 4 semanas divididas por días.

Semana 1: El principio y los patriarcas de la fe

Día 1: La creación del mundo (Génesis 1)

Día 2: Adán y Eva, la caída del hombre (Génesis 2 y 3)

Día 3: Las ofrendas de Caín y Abel (Génesis 4)

Día 4: El arca de Noé (Génesis 5:28-9:17) Torre de Babel (Génesis 11:1-8)

Día 5: Historia de Abraham (Génesis 12:1-9, 15-17, 21)

Día 6: Historia de Isaac (Génesis 22-25:1-11)

Día 7: Historia de Jacob (25:19-29, 32:22-32)

Semana 2: Israel en Egipto y en el desierto

Día 1: José llega primero a Egipto, Israel llega después (Génesis 37:12-36, 39-50)

Día 2: Llamado de Moisés (Génesis 1-4)

Día 3: Las plagas de Egipto (Génesis 5-11) Primera celebración de la Pascua (Génesis 12:1-30)

Día 4: El éxodos, Israel cruza el mar Rojo (12:31-51, 13:17-15)

Día 5: Los diez mandamientos (Éxodos 19,20) El tabernáculo (Éxodos 25:1-22, 40)

Día 6: Eventos importantes en el desierto (Génesis 16, 17, 32, Números 11, 12, 20-22)

Día 7: Días finales de Moisés (Deuteronomio 30-34)

Semana 3: La tierra prometida y el nuevo reino

Día 1: Empezando en Jericó, Josué conquista a Canaán (Josué 1-3, 6, 10)

Día 2: Débora, Barac y Gedeón (Jueces 4-6)

Día 3: Sansón y los filisteos (Jueces 13-16)

Día 4: Fin de la era de los jueces (Jueces 19-21)

Día 5: Profeta Samuel (1 Samuel 1, 3) Saúl, primer rey de Israel (1 Samuel 8-10)

Día 6: David y Goliat (1 Samuel 17) Saúl contra David (1 Samuel 20, 24)

Día 7: El Rey David (1 Samuel 16, 2 Samuel 5-8)

Semana 4: Reyes y profetas

Día 1: Salomón pide sabiduría (1 Reyes 3) y construye el templo (1 Reyes 6,8)

Día 2: Un reino dividido (1 Reyes 12-15)

Día 3: Elías, profeta en medio de un pueblo idolatra (1 Reyes 16-19, 2 Reyes 2)

Día 4: Eliseo sana a Naamán (2 Reyes 5), profeta Isaías y el rey Ezequías (Isaías 37, 38)

Día 5: Israel en exilio (2 Reyes 25), Daniel en Babilonia (Daniel 1, 3, 6)

Día 6: Esperanza de Israel (Jeremías 33, Isaías 43)

Día 7: Regreso de Israel (Esdras 1, Nehemías 8-10)

Ahora usted ha convertido la lectura Bíblica en una disciplina. Le animo a continuar leyendo, esta vez, ya profundizando más en los textos, cruzando referencias entre pasajes, etc... Para más material para crecer en su vida cristiana, visite nuestra página de recursos en: https://japerez.com

Para estudios más profundos sobre Liderazgo, Teología y Vida Cristiana, visite la Red de Desarrollo Bíblico en: https://desarrollo.japerez.com/

Trasfondo

JA Pérez

Escritor, humanitario y precursor de movimientos de cosecha en América Latina.

Ha escrito libros en varios géneros, como teología, escatología, liderazgo, y sobre temas para la familia y los retos de la vida cotidiana.

Además, sostiene conferencias para líderes donde asiste a intelectuales, así como a iletrados, en la adquisición de destrezas esenciales y soluciones pragmáticas para comunicar esperanza con valentía en entornos complejos, y a veces hostiles.

Sus concentraciones masivas y misiones humanitarias han atraído grandes multitudes durante años.

Él, su esposa y sus tres hijos, viven en un suburbio de San Diego en California, desde donde se coordinan todos los proyectos de la asociación que lleva su nombre.

OTROS LIBROS
por JA Pérez

JA Pérez ha escrito varios
libros y manuales de
entrenamiento. Todos sus
libros están disponibles en
Amazon.com así como
en librerías y tiendas
mundialmente. Libros
con temas para la familia,
empresa, liderazgo,
economía, profecía bíblica,
devocionales, inspiracionales,
evangelismo y teología.

Varios Temas

Crecimiento Espiritual, Teología, Principios de Vida y Relaciones

Ficción

EL INDIGENTE
JA PÉREZ

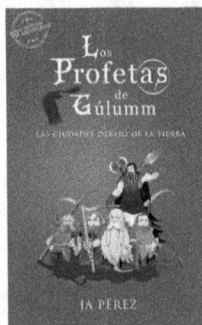

Los Profetas de Gúlumm
LAS CIUDADES DEBAJO DE LA TIERRA
JA PÉREZ

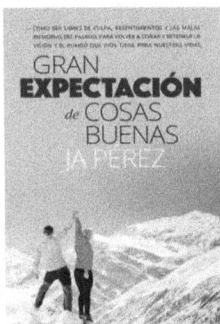

GRAN EXPECTACIÓN de COSAS BUENAS
JA PÉREZ

LA MUERTE
y cómo librarte de ella
JA PÉREZ

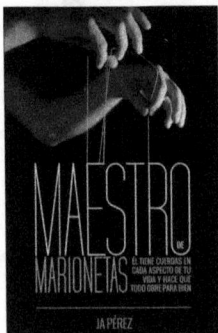

EL MAESTRO DE MARIONETAS
ÉL TIENE CUERDAS EN CADA ASPECTO DE TU VIDA Y HACE QUE TODO OBRE PARA BIEN
JA PÉREZ

la PRISA
JA PÉREZ

FELIZ
JA PÉREZ
LIBRO INTERACTIVO

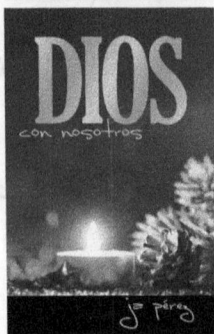

DIOS con nosotros
ja pérez

JESÚS
pregunta

JA PÉREZ

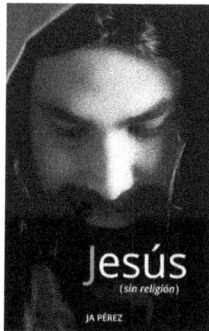

Jesús
(sin religión)

JA PÉREZ

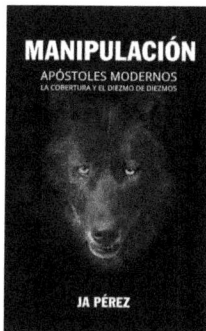

MANIPULACIÓN
APÓSTOLES MODERNOS
LA COBERTURA Y EL DIEZMO DE DIEZMOS

JA PÉREZ

POETAS,
PROFETAS,
Y OTROS
CON IMA-
GINACIÓN

las 12
MARCAS del
DISCÍPULO

JA PÉREZ

100

J.A.PÉREZ

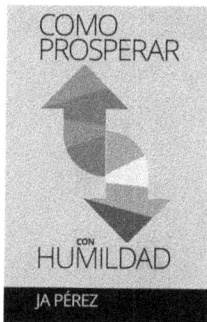

COMO
PROSPERAR

CON
HUMILDAD

JA PÉREZ

GANADO
PLATA
Y ORO

LAS 40 REGLAS ESPIRITUALES
ESENCIALES PARA EL
DESARROLLO EMPRESARIAL

JA PÉREZ

Finanzas

40
PROFECÍAS
CUMPLIDAS

J.A.PÉREZ

EL
FIN

ESTADO PROFÉTICO DE LAS NACIONES

J.A.PÉREZ

Profecía Biblica

Liderazgo
Empresa, Gobierno y Diplomacia

LIDERAZGO
IRREVOCABLE

J A PÉREZ

LIDERAZGO
INTELIGENTE

J A PÉREZ

LIDERAZGO
y CONSORCIOS

J A PÉREZ

LIDERAZGO
y GOBIERNOS

J A PÉREZ

LIDERAZGO
PRODUCTIVO

J A PÉREZ

LIDERAZGO
y CAPITAL INFLUYENTE

J A PÉREZ

LIDERAZGO
INSPIRACIONAL

J A PÉREZ

LIDERAZGO
TRANSPARENTE

J A PÉREZ

LIDERAZGO
y SISTEMAS

J A PÉREZ

LIDERAZGO
y DESARROLLOS

J A PÉREZ

LIDERAZGO
INVISIBLE

J A PÉREZ

LIDERAZGO
y LEGADO

J A PÉREZ

Evangelismo y Misiones

Discipulado para Nuevos Creyentes y Estudios de Grupos

discípulo 3.0
JA PÉREZ

TRANSFORMACIÓN
de CIUDAD
JA PÉREZ

JUNTOS XEL CONTINENTE
JA PÉREZ

JUNTOS XEL CONTINENTE
VERSION: PASTORES
JA PÉREZ

COMO COMPARTIR LAS BUENAS NOTICIAS
JA PÉREZ

Cosecha
EVANGELISMO EFECTIVO
JORGE ARMANDO PÉREZ VENÁNCIO
J.A. PÉREZ

Festivales y Concentraciones
Juntos | Concejo Internacional

AHORA que estoy en CRISTO
JA PÉREZ

Festivales y Concentraciones
Juntos | En la Jornada

Festivales y Concentraciones
Juntos | En la Cosecha

Crecimiento
Inspiración y Creatividad

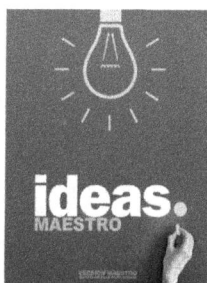

ideas.
JA PÉREZ EN CONFIDENCIA PARA EMPRESARIOS, LÍDERES Y AQUELLOS QUE PIENSAN...

ideas.
MAESTRO

100 DÍAS de MILAGROS
JA PÉREZ

GRACIA SOBERANA
SU SACRIFICIO fue SUFICIENTE
JA PÉREZ

Clásicos
Vida cristiana, familia y relaciones.

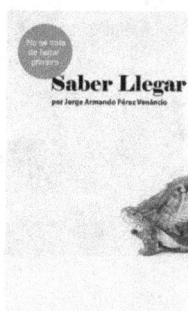

LA CIENCIA DEL POBRE
Jorge Armando Pérez
VENANCIO

LAS REGLAS QUE REGULAN LA ABUNDANCIA
JORGE ARMANDO PÉREZ
VENANCIO

Lecciones de un viejo PROFETA mentiroso
Jorge Armando Pérez Venancio

EL FIN de TODA JACTANCIA
EXALTANDO LA COMPLETA OBRA DE JESUCRISTO

Las Suegras
7
Jorge Armando Pérez Venancio

Saber Llegar
por Jorge Armando Pérez Venancio

create
3 new
habits

*A simple guide to form new habits
for a better, simpler, happier life*

ja pérez

NOW

THE URGENCY AND THE KEY
TO REACH THIS GENERATION
WITH THE MESSAGE OF CHRIST

COLLAB ORATION

YOUR
KINGDOM
OR HIS
KINGDOM

COLLABORATION
101
for EVANGELISTS

COLLABORATION
101
for CHURCHES

9 BASIC
PRINCIPLES *of*
COLLABORATION
for EVANGELISTS

JA PÉREZ

Festivals and
Celebrations

Together | Collaborate

Festivals and
Celebrations

Together | International
Council

Contacte / siga al autor

Blog personal y redes sociales

japerez.com

@porJAPerez

facebook.com/porJAPerez

Asociación JA Pérez

japerez.org

TISBITA
HOUSE

www.ingramcontent.com/pod-product-compliance
Lightning Source LLC
Chambersburg PA
CBHW062053270326
41931CB00013B/3059